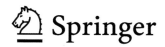
Springer

TMD and Orthodontics
A Clinical Guide for the Orthodontist
颞下颌关节紊乱病与口腔正畸临床指南

Editors: Sanjivan Kandasamy   Charles S.Greene
Donald J. Rinchuse   John W. Stockstill

主 审　王　林
主 译　张卫兵　张静露
译 者（按汉语拼音为序）

陈一楠	杜一飞	郭舒瑜	霍梦琳	李　婧	李丹丹
刘　然	卢　云	冒燕琳	潘永初	沈　韵	孙　莲
王　琛	王　华	王　威	吴佳静	奚晓菁	张　元
张静露	张卫兵	赵　晶	周薇娜		

东南大学出版社
SOUTHEAST UNIVERSITY PRESS
·南京·

图书在版编目（CIP）数据

颞下颌关节紊乱病与口腔正畸临床指南／（澳）桑吉
万·坎德萨米（Sanjivan Kandasamy）主编；张卫兵，
张静露主译. —南京：东南大学出版社，2021.4
书名原文：TMD and Orthodontics: A Clinical
Guide for the Orthodontist
ISBN 978-7-5641-9165-8

Ⅰ. 颞… Ⅱ. ①桑… ②张… ③张… Ⅲ. ①颞下颌
关节综合征-诊疗-指南②口腔正畸学-指南 Ⅳ.
①R782.6-62②R783.5-62

中国版本图书馆CIP数据核字（2020）第217576号

江苏省版权局著作权合同登记
图字　10-2017-112

TMD and Orthodontics: A Clinical Guide for the Orthodontist
颞下颌关节紊乱病与口腔正畸临床指南

原　　著	Sanjivan Kandasamy • Charles S. Greene	
	Donald J. Rinchuse • John W. Stockstill	
主　　译	张卫兵　张静露	
责任编辑	张　慧	
出版发行	东南大学出版社	
社　　址	南京市四牌楼2号　（邮编：210096）	
出 版 人	江建中	
经　　销	新华书店	
印　　刷	广东虎彩云印刷有限公司	
开　　本	787 mm ×1 092 mm　1/16	
印　　张	12.75	
字　　数	220 千	
版　　次	2021 年 4 月第 1 版	
印　　次	2021 年 4 月第 1 次印刷	
书　　号	ISBN　978-7-5641-9165-8	
定　　价	120.00 元	

本社图书若有印装质量问题，请直接与营销部联系，电话：025-83791830。

序

作为退休学者，为这本书写序如同精细的家庭手工作业。其实无论什么主题，满是真诚赞美的段落很容易精心创作。然而，对于一本为正畸医生写的关于颞下颌关节紊乱的书，需要谨慎着手处理。对于这次邀请，我担心这本书无法满足那些临床饱受折磨、一直在寻求复杂的机械的完美治疗方法的牙医。不幸的是，颞下颌关节紊乱的治疗不受医学康复技术的重视。好像所有方法都有效，至少在一段时间内有效。难怪很多专家学者、殆垫治疗的拥护者们都声称自己是权威。

我写下这些文字的同时，可能在世界上某个地方某些人可能也在写适用于顺势疗法、颅骨机械手法、自然疗法、手疗法（按摩）医生等的治疗颞下颌关节紊乱病的书籍。当质疑挑战这些不可靠证据（令医师烦恼，分散了医师在帮助人类的使命任务上注意力）时，这些忠实的信徒们会说，无知的人们曾经也嘲笑过柏拉图、弗洛伊德和爱因斯坦。的确如此，不过大部分时候，人们嘲笑的是笨蛋和小丑。

鉴于这个领域尚是混沌。所以，涉及颞下颌关节紊乱病的任何一本书都需要慎重撰写。这本书是否基于强有力的理论基础？这本书是否由公认的权威专家所著？这本书里推荐的方法是否与其他慢性疼痛的治疗方法一致？对于目前的情况，我们可以给出响亮的、令人放心的回答，"是的！"编辑们组织了一批广受尊敬的作者，他们提供了彻底的、有证可循的关于正畸和颞下颌关节病之间关系的研究。的确，本书简明而透彻，作者和编辑们就颞下颌关节紊乱方面给出了理性的指导。Chuck Greene 曾用一简短的句子来总结——"颞下颌关节紊乱病仅仅被报道，而从未被发现。"

简而言之，我非常荣幸能够参与这次严谨细致的出版工作。对于过去的错误理念批判，它是一剂良方，对于我们专业现在和可预见的未来，它是理性的、基于证据的研究。强烈推荐！

莱尔斯·强森
美国密歇根州东港市
（Lysle E. Johnston Jr., DDS, MS, PhD, FDS RCS, FACD, FICD Eastport, Michigan, USA）

中文版序

Temporomandibular disorders (TMDs) are associated with much misinformation and confusion within the dental profession and also within the orthodontic specialty. A combination of basic science and clinical research has changed our understanding of TMDs over the last two decades. The paradigm shift from the historic mechanical and dental-based model to the contemporary biopsychosocial medical model in the diagnosis and management of TMD has significantly changed the way in which patients are cared for today. This shift in our understanding has led to more TMD patients being diagnosed appropriately and managed holistically and conservatively. However, the dental profession still includes "experts" who present out-dated concepts and philosophies based on personal opinions and anecdotal information. That is what led us to publish our textbook "TMD and Orthodontics", and we are honoured and grateful to have our colleagues in China take the time and effort to translate it, thereby ensuring that this information will benefit clinicians and patients throughout China. We hope this book enhances your understanding of TMD, allowing you to better serve your patients in clinical orthodontic practice.

Sanjivan Kandasamy
Charles S. Greene
Donald J. Rinchuse
John W. Stockstill

牙科医生以及正畸专科医生对颞下颌关节紊乱病（TMDs）的认识还存在许多误区和困惑。在过去的 20 年里，基础科学和临床研究的结合改变了我们对 TMDs 的理解。TMD 的诊断和管理模式从历史上的机械和牙科模式向当代生物 – 心理 – 社会医学模式的转变，极大地改变了当今患者的诊疗方式。这种认识上的转变使得更多的颞下颌关节紊乱病患者得到正确的诊断以及全面保守的治疗。然而，仍有一些牙科"专家"根据个人观点和轶事信息提出过时的概念和理论。正因如此，我们才出版了教科书《颞下颌关节紊乱病与口腔正畸临床指南》（TMD and Orthodontics——A Clinical Guide for the Orthodontist），我们很荣幸也很感激中国的同行花时间和精力翻译这本书，使本书的内容能惠及中国各地的临床医生和患者。希望本书能增进读者对 TMD 的了解，在正畸临床实践中更好地为病人服务。

Sanjivan Kandasamy

Charles S. Greene

Donald J. Rinchuse

John W. Stockstill

前言

　　正畸医师长期以来对颞下颌关节十分感兴趣。最重要的原因是必须理解咀嚼系统如何运作，因为所有的正畸医生都会在临床上遇到许多各式各样的与颞下颌关节——这一重要关节相关的问题。因此，正畸医生必须与时俱进不断学习，了解与这类问题相关的最新科学证据。

　　最常见的情况是，患者患有颞下颌关节紊乱综合征。患者可能是从其他口腔医生那里转诊而来寻求正畸治疗以解决关节问题的，也可能是在正畸治疗过程中或复诊时突然出现了关节问题。这些情况都需要正畸医生正确的治疗。在过去的25年中，有关颞下颌关节的研究和资料层出不穷，颞下颌关节紊乱病的治疗方法也随之改变。

　　本书组织的专家都是来自各自领域国际公认的领导者。这些来自正畸专业以及其他专业的专家阐述了正畸和颞下颌关节紊乱病所有重要问题。我们非常幸运能请到这些杰出的专家来参加本书的编写。本书是针对正畸专业、颞下颌关节和颞下颌关节紊乱病的第一本书，旨在传播关于颞下颌关节紊乱综合征和口面部疼痛的最新循证信息，这些议题一直充满争议，并且一直在变化。本书为避免增加读者的负担，不会罗列可在其他参考文献获得的非常专业的细节和基础学科知识，每章都是从临床视角阐述问题，并列出了大量有用的参考文献。正畸临床医生、正畸住院规培医师和工作人员将会发现，在这充满错误信息和疑惑的领域，阅读本书能让诊疗思维变得清晰。

编者

目录

1 人类咀嚼系统的生理和功能解剖学

1.1 咬合的概念与术语 ······················002
   1.1.1 咬合的概念和定义回顾 ···············002
   1.1.2 术语和概念 ·····················003
   1.1.3 下颌运动的术语 ··················004
   1.1.4 牙齿的相关定义及概念 ···············005
   1.1.5 咬合相关的概念及定义 ···············006
1.2 咀嚼系统解剖学：概念和术语 ··············007
   1.2.1 咀嚼系统 ······················007
   1.2.2 咀嚼肌 ·······················007
   1.2.3 咀嚼肌的功能特征 ·················012
   1.2.4 颞下颌关节的解剖 ·················013
   1.2.5 颞下颌关节负荷的生物力学原理 ··········018

2 颞下颌关节紊乱病：病因和分类

2.1 概述 ·····························024
2.2 颞下颌关节紊乱病病因的几点思考 ···········024
   2.2.1 咬合关系 ······················025
   2.2.2 创伤 ························026
   2.2.3 精神压力 ······················027
   2.2.4 深部传入疼痛 ····················027
   2.2.5 副功能活动 ·····················027

2.3 颞下颌关节紊乱病的分类 ···················· 029
    2.3.1 咀嚼肌紊乱病 ························ 029
    2.3.2 颞下颌关节紊乱病 ···················· 031
2.4 颞下颌关节囊内结构的发展概况 ·············· 037

3 正畸患者颞下颌关节紊乱病的筛查

3.1 概述 ································ 046
3.2 原发及继发颞下颌关节紊乱病患者的评估 ········· 047
3.3 以往的和当前推荐的颞下颌关节紊乱病筛查表格或筛查准则 ··· 049
3.4 检查中发现颞下颌关节紊乱病阳性体征时的应对措施 ···· 052
3.5 正畸医生如何处理专门基于颞下颌关节紊乱病问题的咨询 ··· 054
3.6 在正畸治疗过程中发生的颞下颌关节紊乱病问题 ····· 055
3.7 在正畸治疗后发生的颞下颌关节紊乱病问题 ······· 056

4 心理因素

4.1 介绍与概览 ·························· 062
4.2 颞下颌关节紊乱病是一种生物 – 心理 – 社会障碍 ····· 062
4.3 为什么不同的行为决定着不同的颞下颌关节紊乱病的诊断？ ·· 065
    4.3.1 功能异常行为 ······················ 066
    4.3.2 心理特点 ························ 068
4.4 临床实践最佳建议 ······················ 070
    4.4.1 颞下颌关节紊乱病常规治疗行为学观点 ········ 071
4.5 总结 ····························· 072

5 夜磨牙：正畸医生需要知道什么？

5.1 夜磨牙的定义 ························ 080
5.2 夜磨牙的分类 ························ 080
5.3 流行病学 ·························· 081
5.4 危险因素 ·························· 082

5.5　合并症 ·· 082

5.6　病理生理学 ··· 082

    5.6.1　睡眠结构 ·· 082

    5.6.2　儿茶酚胺和神经化学 ································ 084

    5.6.3　压力和社会心理的影响 ···························· 084

    5.6.4　基因和遗传的倾向 ···································· 085

    5.6.5　包括牙齿咬合在内的局部因素 ················ 085

    5.6.6　唾液分泌、气道开放、睡眠时下颌活动 ··· 086

5.7　夜磨牙的临床特征 ··· 087

    5.7.1　牙齿摩擦音 ··· 087

    5.7.2　牙齿磨耗 ·· 087

    5.7.3　咀嚼肌症状 ··· 087

    5.7.4　肌肉肥大 ·· 088

    5.7.5　清醒状态紧咬牙 ······································· 088

    5.7.6　头痛 ··· 089

    5.7.7　睡眠障碍性呼吸（Sleep Disordered Breathing, SDB） ··· 089

    5.7.8　胃食管反流 ··· 090

5.8　诊断标准 ·· 090

    5.8.1　临床评估 ·· 090

    5.8.2　动态监测 ·· 091

    5.8.3　睡眠实验室记录 ······································· 091

5.9　夜磨牙的治疗 ··· 091

    5.10　夜磨牙对正畸治疗的影响 ························· 093

6　正畸与颞下颌关节紊乱病

6.1　概述 ··· 106

6.2　正畸与 TMD：争论的演变 ·································· 106

6.3　什么是 TMDs？ ·· 108

6.4　咬合，错𬌗畸形和 TMD ····································· 108

6.5　正中关系困境 ··· 109

6.6　功能性咬合和正畸治疗 ······································ 110

6.7　𬌗架在正畸诊断中的意义 ··································· 112

6.8　TMJ 弹响、内部紊乱和正畸治疗 ······················ 114

6.9　内部紊乱、关节盘复位和正畸治疗 ·· 115

6.10　正畸治疗中 TMJ 摄片 ·· 116

6.11　正畸治疗中 TMD 知情同意书 ·· 117

7　从正畸角度看待特发性 / 渐进性髁突吸收

7.1　概述 ·· 126

7.2　性别和年龄 ··· 126

7.3　机械负荷 ·· 127

7.4　危险因素之一：正颌外科手术 ·· 128

7.5　髁突吸收的病理因素 ··· 129

7.6　关节盘在特发性 / 渐进性髁突吸收（ICR/PCR）发生发展过程中的作用 ···· 129

7.7　正畸医生的特发性 / 渐进性髁突吸收（ICR/PCR）的调查 ···················· 131

7.8　特发性 / 渐进性髁突吸收（ICR/PCR）的诊断 ·································· 132

　　7.8.1　病史采集 ·· 132

　　7.8.2　头颅正侧位片 ·· 133

　　7.8.3　锥体束 CT（CBCT）··· 135

　　7.8.4　放射性同位素诊断 ·· 136

　　7.8.5　磁共振成像（MRI）·· 136

　　7.8.6　诊断性𬌗垫 ··· 136

7.9　特发性 / 渐进性髁突吸收（ICR/PCR）手术时机和术式选择 ················· 137

7.10　终末期特发性 / 渐进性髁突吸收（ICR/PCR）患者选用人工全颞下颌关节置换
　　　的依据 ·· 139

7.11　病例 ·· 142

7.12　特发性 / 渐进性髁突吸收（ICR/PCR）患者管理和医疗法律问题 ·········· 145

8　正畸治疗中颞下颌关节紊乱病症状的处理

8.1　概述 ·· 152

8.2　患者宣教和自我保健 ··· 153

8.3　家庭护理指导 ··· 154

8.4　心理治疗 ·· 155

8.5　口腔装置（𬌗垫）··· 155

9 颞下颌关节紊乱紊乱病的手术治疗

9.1 关节内紊乱的手术治疗 ··· 160

9.2 正颌手术与颞下颌关节 ··· 162

    9.2.1 正颌手术是否会导致 TMD ······································ 162

    9.2.2 正颌手术能否治疗颞下颌关节病 ································ 164

10 当代正畸治疗中颞下颌关节紊乱病及其法律评价

10.1 规范诊疗 ··· 170

10.2 诊疗工作的内容 ··· 170

10.3 全面的临床检查 ··· 171

    10.3.1 患者的病史、牙科病史以及一般生活情况 ··············· 171

    10.3.2 检查 ·· 172

    10.3.3 放射检查以及口内外彩照检查 ····························· 173

10.4 诊断需要考虑的问题 ··· 173

10.5 知情同意 ··· 174

10.6 如何确定转诊医生？ ··· 176

10.7 病案管理 ··· 177

索引 ··· 179

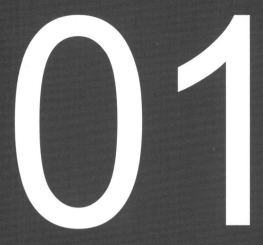

01

人类咀嚼系统的生理和功能解剖学

John W. Stockstill and Norman D. Mohl

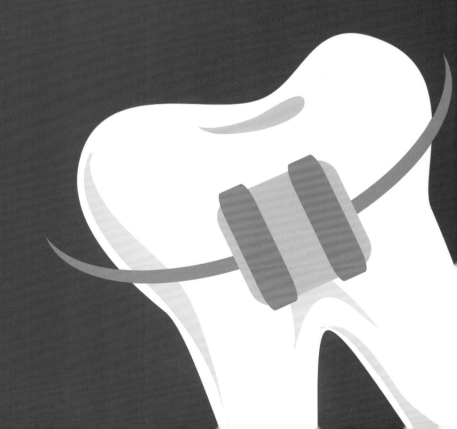

1.1 咬合的概念与术语

1.1.1 咬合的概念和定义回顾

根据本书的主要目的，本章第一部分将讨论在口腔临床，尤其是在正畸临床中基本的和常用的关于咬合的概念和术语。围绕颞下颌关节紊乱病（TMD）的许多争论涉及这些咬合概念，作者将在适当的时候解释它们的关系。这也为本书其他章节中类似的讨论建立框架。关于咬合的概念，文献报道中存在许多争议和不同的哲学解释，因此我们的目的是启发读者，而不是信仰体系而争论。我们将提供以循证医学的解释和定义，而不是目的论的解释，并且这种定义更加注重生理学而不是哲学。

根据教科书《殆学》(Mohlet, 1988)， 与口腔科相关的"咬合"涵盖的范畴包括"在正常的功能、异常的功能和副功能的运动中，咀嚼系统所有组成部分之间的关系，包括牙齿和修复体咬合接触面的形态与功能特征，咬合创伤和功能失调，神经肌肉的生理学，颞下颌关节和肌肉功能，吞咽和咀嚼，心理生理状态，以及咀嚼系统功能障碍的诊断，预防和治疗" [1-2]。在第 32 版的《道兰图解医学词典》（2012）中有 37 种不同的关于"口腔咬合"的术语，常用的术语中大多数或全部（通常错误地）将咬合定义为牙齿与他们周围或与某颗特定牙的关系 [3]。本部分的目的是提供标准化的术语，满足"学校的思想是传播以客观科学研究为基础的，或至少是目前牙科的主流的思想" [2]。本书不代表任何一方的观点；相反，它将立足于循证医学的科学思维和临床应用。关于牙科咬合这一话题存在许多争论，然而本书并没有兴趣或责任决定任何一个"学校"或"学派"的对错。

在最近发表的题为"理解殆学" [4] 的论文中，咬合和下颌功能运动的概念被认为是令人困惑的，并且使整个牙科行业陷入困境，但是这篇论文的三位审稿专家在讨论三个最常见的咬合理念方面都接受一些共同点。这些咬合理念包括：①结构性咬合，②基于神经肌肉的咬合，③基于关节的咬合。简言之，结构性的咬合概念认为， 患者的下颌应在任何咬合位置都能行使功能，并且下颌感觉舒适。基于神经肌肉的咬合概念提出一种理论，认为可以通过肌电图和肌肉刺激装置获得理想的咬合位置，以实现"肌肉生理和谐"。第三个咬合的概念，通常被称为"殆学"，它认为髁突与关节窝的关系必须是理想的，并且在下颌运动的过程中咬合接触需与髁突运动相协调。理想的颞下颌关节（TMJ）的关系通常被描述为"正中关系 (CR)"，但需要注意的是，这个位置在过去几年中被重新定义了很多次。

无论如何，作者们都认为目前并没有明确的标准规定"建立一个健康的咀嚼系统"所必须遵循的观点。但有趣的是，尽管这些著名的理论间存在"概念差异"，但"没有科学证据可以证明使用任何一个咬合概念制订的治疗计划比使用患者自身咬合情况制订的计划效果更好"[4]。因此，可以说在任何情况下，"生理证据胜过概念标准"。除了理论，以下的术语和概念在讨论、诊断、处理牙齿和咬合问题时，以及在讨论咀嚼系统的生理及功能解剖学、生物力学问题时，都被广泛接受并认为是"金标准"[2, 5-8]。

1.1.2　术语和概念

正中殆（最大牙尖交错、习惯性殆、牙尖交错位）　上下颌牙齿咬合接触面达到最大咬合接触和（或）牙尖交错时下颌所处的位置。这是由牙齿决定的位置。

正中关系（CR）　下颌髁突位于关节最上位，关节盘中间带对着髁突的关节面和关节结节时下颌相对于上颌的位置关系。重要的是，根据颞下颌韧带约束程度的不同，髁突不一定处于它的最后位。这个位置不依赖于牙齿的接触，由颞下颌关节的结构特征决定，而不是由牙列决定。

理想殆　是一个假设的关于咬合结构和功能关系的理论概念，它定义了一个咬合应当有的理想化的原则和特征。但是它并不代表"规范"，而是作为一系列理想的参数与其他变化做比较。

正中关系殆（后退接触位，RCP）　被定义为下颌处于正中关系时牙齿的咬合。这是由牙齿和关节共同决定的位置。

错殆　结构特征不属于理论上理想殆的任何的咬合都属于错殆。这个概念并不是说这种咬合是非生理性的或者需要治疗。错殆的出现，特别是对于成人，并不意味着必须治疗，错殆也可能是生理性的。

生理殆　通常发生于成人，在某一个或者几个方面与理论上的理想殆存在差异，但是这种咬合已经很好地适应了特定的环境，患者对美学方面满意，没有病理性的临床表现或功能障碍。这种咬合不需要干预。

非生理𬌗 存在病理性的症状或体征、功能紊乱，或者因不能完全适应咀嚼系统的其他组成部分而导致结构关系或者下颌功能性运动的异常。这种错𬌗需要通过治疗来改善。

治疗性𬌗 通过适当的治疗将非生理𬌗改善至一种生理𬌗的范围内，不一定是理论上的理想𬌗。这种咬合改善了咀嚼系统的健康和适应能力。

肌接触位（MCP） 头部垂直时下颌在升颌肌的作用下达到最初的咬合接触时的位置。这一位置在无症状的个体中与牙尖交错位（正中𬌗）一致。

𬌗垂直距离 面部垂直距离是下颌在正中𬌗时，测量面部中线上口腔上下特定两点之间的距离而得。通常情况下，垂直距离和𬌗垂直距离是可以互换的。

姿势休息位 端坐或直立状态下，下颌的"休息"位，由肌肉和其他结构决定。维持下颌在这个位置只需要少部分升颌肌群的活动。

休息位垂直距离 下颌处于姿势休息位时面部的垂直距离。

𬌗间距离 下颌在姿势休息位时上下颌牙齿咬合面之间的距离（通常为 2 ~ 4 mm）。也被称作为息止𬌗间隙，通常被认为是对整个咬合面来说"最合适"或者平均分布的间隙。

1.1.3　下颌运动的术语

𬌗分离 下颌在牙齿引导的运动过程中上下颌牙齿之间出现的咬合（非咬合）分开。例如，当前牙在刃对刃位置时，后牙发生了𬌗分离。这个词是相对于牙齿发生某种程度接触而言的。

铰链运动 在空间中任意两点围绕中心轴发生转动的运动。

铰链轴 也称为横向铰链轴。下颌两侧髁突间的一条假想的直线，下颌可围绕其做转动运动而非滑动运动。

滑动运动 运动的空间特点是线性运动而无转动中心。这个运动可遵循直线路径（直线平移）或弯曲路径（曲线移动）。

前伸 下颌从正中𬌗位向前运动或下颌处于正中𬌗位的前方，伴有双侧髁突的向前滑动位移，可伴有或不伴有咬合接触。

后退 下颌由某个特定的位置向后运动。

侧方运动 下颌从正中𬌗的位置进行侧方运动，伴有对侧髁突向前、向内和向下的滑动。左侧方运动时左侧的髁突围绕轴心旋转，右侧的髁突沿着关节窝内侧壁向前、向内、向下滑动。

工作侧 下颌在侧方运动时牙列朝向的那一侧（功能侧或同侧或者向外运动的一侧）。下颌左侧方运动时左侧的牙列被认为是工作侧，右侧的牙列则被认为是非工作侧。

非工作侧 下颌侧方运动时工作侧的对侧即为非工作侧（非功能侧或对侧或平衡侧或近中运动的一侧）。下颌左侧方运动时右侧的牙列被认为是非工作侧。

髁导 由颞下颌关节解剖学特征决定的髁突在滑动过程中运动的方向对下颌运动的影响。例如，关节结节的高度和凸度决定了髁突在向前滑动（前伸运动）时需要下降的程度。

髁导斜度 属于髁导的一部分，是髁突在沿着关节结节向前向下滑动时髁突运动轨迹的斜度。

髁导角度 属于髁导的一部分，是侧方运动时非工作侧髁突沿着关节窝内侧壁向前向内滑动时髁突运动轨迹形成的角度。

前导 由上颌前牙的舌面和下颌前牙的切端或唇面决定的前牙相对重叠对下颌运动的影响。这个运动受水平向的重叠（覆盖）和垂直向的重叠（覆𬌗）的影响。前牙开𬌗或反𬌗在前伸运动时下颌骨向下的运动将减少或消失。

切导 属于前导的一部分，发上在下颌前伸运动的过程中。受上下颌切牙相对的覆𬌗、覆盖、位置以及解剖形态的影响。

尖牙引导 属于前导的一部分，发上在下颌侧方运动的过程中。受工作侧上下颌尖牙相对的覆𬌗、覆盖、位置以及解剖形态的影响。

1.1.4 牙齿的相关定义及概念

𬌗平面 在解剖学上与颅骨相关，并且理论上与切牙的切缘和后牙𬌗面牙尖接触的一个假想平面。它不是真正意义上的平面，而是代表了曲面的平均值或者最佳拟合。

补偿曲线 牙齿咬合面用来补偿下颌曲线运动的相连𬌗曲线（Monson 曲线）。从侧面观察此曲线，称为 Spee 曲线；从冠状面观察此曲线，则称为 Wilson 曲线。

覆𬌗 上下颌后牙在正中𬌗时，上颌牙齿盖过下颌牙齿的垂直距离（垂直向重叠——参考前导）。

覆盖 下颌在正中𬌗时，上颌的前牙和／或后牙超过其对应牙齿在水平方向上的距离（水平向重叠——参考前导）。覆𬌗覆盖的相对数量对前导有很大的影响。

1.1.5 咬合相关的概念及定义

相互保护𬌗 下颌在正中𬌗或运动时，特定的牙齿或成组的牙齿提供最大的咬合接触，而其他的牙齿出现轻微的接触或者咬合分离。这就是说当下颌在正中𬌗时后牙承受了大部分的咬合压力，从而"保护"前牙免受过大的负荷。在前伸运动时，前牙咬合接触，后牙咬合分离从而为后牙提供保护。在侧方运动时，工作侧牙齿接触，为非工作侧提供了咬合分离与保护。

尖牙保护𬌗 是相互保护𬌗的一种，当下颌在侧方移动时，工作侧的尖牙为其他所有牙齿提供咬合分离与保护。

组牙功能𬌗 是相互保护𬌗的一种。在下颌侧方运动时，工作侧的尖牙及一对或多对毗邻的后牙同时有着咬合接触。

平衡𬌗 在下颌随意运动时，整个牙弓始终保持平衡的或者均等的咬合接触。这也就意味着在下颌侧方运动时，工作侧及非工作侧同时存在咬合接触（全牙弓平衡）。

Angle's"正常𬌗" 上颌磨牙的近中颊尖正对着下颌磨牙的颊面沟的一种咬合关系，并且牙齿沿着平滑的咬合曲线排列。

Angle's I 类错𬌗 磨牙关系为中性关系，但是由于错位牙、扭转牙或者其他因素导致咬合曲线"异常"的一种咬合关系。

Angle's II 类错𬌗 下颌磨牙位于上颌磨牙的远中位置,咬合曲线正常或者异常(不限定）。

Angle's III 类错𬌗 下颌磨牙位于上颌磨牙的近中位置,咬合曲线正常或者异常(不限定）。

1.2 咀嚼系统解剖学：概念和术语

本章的第二部分主要介绍正畸临床最常涉及的咀嚼系统的基本静态和功能性解剖，包括正畸接诊时患者已有颞下颌关节紊乱病问题或在正畸治疗过程中病人逐渐出现的这类临床问题。其中包括肌肉疼痛和功能障碍、口腔习惯、关节痛、关节盘紊乱、关节炎和与颞下颌关节、咀嚼系统相关的其他疾病。这些重要的解剖学课题将为本章以及本书其他章节中关于正畸前病史筛查和检查的内容提供重要的理论基础。书中也提供广义的咀嚼系统和颞下颌关节的解剖学特点和相关的生物力学原理，这对使用循证医学的方法作出鉴别诊断非常必要。

1.2.1 咀嚼系统

咀嚼系统是高度复杂的系统，主要包括语言、咀嚼、吞咽、下颌功能和副功能的运动。胚胎学上咀嚼系统起源于第一腮弓和第二腮沟，并且受到第二、第三和第四腮弓的影响（自第二腮弓到第四腮弓，影响程度逐渐减小）。它由牙齿、骨骼、肌肉、关节、韧带和肌腱等部分组成，各部分之间高度协调的运动由感觉神经调控，在营养、呼吸和社交互动中必不可少[14]。遗传缺陷、物理创伤和 / 或营养因素引起的咀嚼系统结构的发育障碍，可能会导致头部或颈部区域出现发育不全或发育缺陷，通常这种现象被称为颅颌面异常[17-19]。

本节将主要讨论咀嚼肌、颞下颌关节以及相关结构在下颌功能运动及副功能运动中的解剖和功能的特点。

1.2.2 咀嚼肌

1.2.2.1 咬肌

咬肌是主要的咀嚼肌之一，主要是参与提下颌向上（闭口）运动和同侧的侧方运动[9, 20]。咬肌浅层起于颧突下缘前 2/3，向下走行，止于下颌角和下颌升支交界处。咬肌中层起于颧突下缘，止于下颌支中部。咬肌深层起源更加靠近颧弓的深面，止于下颌支上部和喙突。肌肉的纤维主要是垂直向排列，从而在提下颌或闭口时发挥机械优势。咬肌还可以限制下颌的侧方运动和前后运动。咬肌由三叉神经(V3)的下颌支支配，同时分布有感觉和运动神经。咬肌的血液主要由上颌动脉的咬肌支、面动脉、颞浅动脉的面横动脉供应。咬肌、颞肌和翼内肌中存在许多的肌梭（感受器），这些肌梭主要分布在梭外纤维中，它们可以将骨骼肌长度变化的信号传递至中枢神经系统。当下颌发生功能运动时，这些肌梭被激活帮助调节骨骼肌的兴奋－收缩耦合机制，通过牵张反射启动运动神经元活动，从而避免在大张口时咬肌、颞肌和翼内肌被过度拉伸[14]（图1-1）。

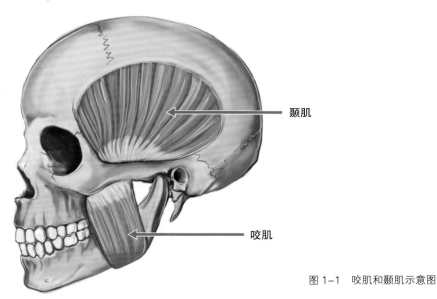

颞肌

咬肌

图1-1　咬肌和颞肌示意图

1.2.2.2　颞肌

　　颞肌是下颌主要的升颌肌，由三束独立的具有不同力矢量方向的肌肉组成，表现为典型的扇形结构。颞肌起自颅骨的外侧面，前、中、后部的颞肌纤维几乎位于整个颞窝。这三束纤维聚拢向下走行，经过颧突深面形成颞肌的肌腱，止于下颌的喙突并且延伸至下颌升支的前缘。前部纤维垂直向下，后部纤维几乎水平向前，中部纤维向前下倾斜（扇形）。在功能上，三个不同的纤维都参与下颌垂直向的闭合（提颌）。前部纤维主要作用是闭口（上提下颌至牙齿接触）。后部纤维的作用是闭合以及在运动过程中稳定关节盘／髁突复合体，下颌前伸后可以限制下颌后退。三组纤维在下颌侧方运动也发挥作用（向同侧运动）[9, 20]。颞肌的感觉和运动由三叉神经分支颞深神经支配（V3）。血液供应主要来自上颌动脉分支：颞深前动脉承担颞肌前部约20%的血供，颞深后动脉承担颞肌后部约40%的血供，而剩下的40%（颞肌中部）的血供由颞中动脉承担（图1-1）。

1.2.2.3 翼内肌

翼内肌是一种羽状的咀嚼肌，它有两个不同的起点。深头起自蝶骨翼突外侧板的内面，小的浅头起自上颌结节以及腭骨锥突。这些肌纤维向后下方走行，形成肌腱止于下颌支与下颌角的内侧面，或者靠近咬肌的附着处（翼肌粗隆）。在功能上，它的主要作用是闭口（提颌），与翼外肌协同进行对侧运动，下颌前伸运动。同侧翼内肌和翼外肌同时收缩，会使同侧的髁突发生滑动，而对侧的髁突发生转动，从而下颌向对侧移动或偏斜[9, 20]。

此外，翼内肌与咬肌在功能和肌纤维排列方面的"功能类似"，同时也与腭帆张肌的纤维有着密切联系。翼内肌与腭帆张肌在解剖上的关系已经被多个课题所研究，研究的内容主要就是检查这两组肌肉在咽鼓管相关功能问题（如咽鼓管扩张和咽鼓管功能紊乱）的发展中可能发挥的作用[9, 20-21]。有学者认为翼内肌的功能会调节或者影响咽鼓管的开口压力，因此会引起患者的"耳闷"，颞下颌关节紊乱病患者伴有耳部症状时升颌肌功能亢进被怀疑与疼痛有关[20, 22-23]。翼内肌的血供来自上颌动脉的翼肌支，其感觉和运动神经由三叉神经的第三支（V3）（翼内肌神经）支配（图1-2）。

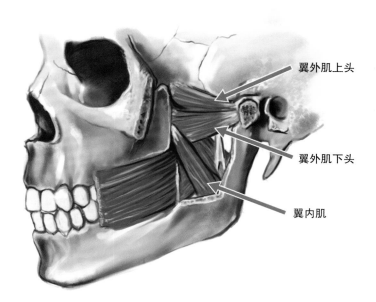

翼外肌上头

翼外肌下头

翼内肌

图1-2 翼内肌和翼外肌（上、下头）示意图

1.2.2.4 翼外肌

翼外肌是非翼状咀嚼肌，主要参与下颌的下降和上提。它由两个相互独立并在下颌运动中各自行使功能的"头"或称"腹"（上头和下头）组成[24]。翼外肌上头起自蝶骨大翼的颞下面和颞下嵴，大部分纤维止于下颌髁突前方的窝（关节翼肌窝），另有部分纤维的附着点位于颞下颌关节盘 / 关节囊复合体，以及关节盘的前内侧。大约有 60% ~ 70% 的纤维附着在髁状突的翼肌窝，而 30% ~ 40% 则附着在盘 – 囊复合体[11, 20]。虽然一直认为翼外肌的上头可以把关节盘从与髁突接触状态拉向前移动，但从解剖上看这是不可能的。翼外肌下头较上头的肌束来源少，起自翼外板的外侧面，附着于髁突颈部和髁状突前方的凹陷。

在功能上，翼外肌主要在下颌前伸运动和对侧运动中起主要作用[9]。具体来说，在下颌闭合的过程中，翼外肌的上头激活，平衡、稳定关节盘 / 髁突，同时翼外肌的下头抑制。相反的，当下颌张口或前伸时翼外肌的下头被激活，而上头功能受到抑制。翼外肌上腹和下腹这种独立行使功能的特性使得翼外肌在下颌运动中的发挥重要的作用[24]。

尽管翼外肌的两腹在下颌运动中作为升颌肌和降颌肌起重要作用，但总体上认为翼外肌是下颌开口运动中次要的肌肉，二腹肌和颏舌骨肌是下颌主要的开口肌[20]。翼外肌自双侧下颌骨髁突向前、内侧方向，这种独特的纤维排列，使得双侧翼状肌下腹的被激活时，下颌向前运动（向前部或者水平向），特别是在副功能活动或用力咀嚼时[27]。但是，单侧翼外肌下头被激活时，下颌向同侧移位，同时引起对侧髁突发生滑动；因此出现了髁突移动和髁突转动。这种运动在下颌功能性侧方运动（咀嚼运动），如咀嚼，以及副功能性侧方运动，如磨牙和紧咬牙中均可以观察到。翼外肌与二腹肌、颏舌骨肌联合，在下颌垂直向、前后向以及侧向（横向）的三维功能边缘运动（Posselt 边缘运动）中发挥重要作用。因为翼外肌的起点较止点更偏内侧，大张口可能导致下颌骨暂时性横向扭转，此时双侧后方舌侧边界会向中线扭转。因此，制取下颌牙列印模时的大张口可能导致研究模型在水平方向上不精确[44]。与其他闭口肌不同，翼外肌的独特之处在于其不含有肌梭。肌梭的缺失能解释为何翼外肌在下颌开口运动中起次要作用——因为肌梭作为一种牵张感受器可以感知肌肉工作长度的改变和速率，从而在下颌功能运动时避免肌肉过度伸长[14, 46]。

翼外肌同时也与颞肌后部纤维共同作用控制下颌的前伸和后退运动[9]。关于咀嚼运动相关的下颌功能运动更详细的解释，读者可参考 Okeson J. 编写的第七版《咬合与颞下颌关节紊乱病的治疗》中的第一章"咀嚼系统的功能解剖及其生物力学特征"，和第四章"下颌运动的力学"。

翼外肌的血液供应来自上颌动脉的翼肌支和面动脉的腭升支。翼外肌特有的"独立行使功能"的特点反映其上下腹由不同神经支配。也就是说其主要受三叉神经的第三支（V3 或下颌神经）支配，上腹以及下腹外侧纤维受下颌神经（V3）颊支支配，下腹内侧纤维受下颌神经（V3）前干支配[20]（图 1-2）。

1.2.2.5 二腹肌

二腹肌与翼外肌一样有两个独立的部分：前腹和后腹，这两部分都不含有肌梭。二腹肌的前腹起自二腹肌窝和靠近中线的颏下区，肌纤维向后下方走行。二腹肌的后腹起自颞骨的乳突切迹，向前下走行，以中间腱在舌骨体和舌骨大角处与二腹肌前腹相连。前腹和后腹都有拉下颌向下的作用（开口），后腹在咀嚼和吞咽的过程中还有升高舌骨的作用。二腹肌前腹的起点有一个重要的变异就是越过颏下区的解剖中线，这种变异可能可以解释在张口时下颌发生非病理性的偏斜[25]。前腹的血液供应来自于面动脉颏下支，后腹的血液供应来自于耳后动脉和枕动脉。二腹肌的神经支配有其独特的特点：二腹肌的前腹由下牙槽神经（V3）的分支下颌舌骨肌神经支配，后腹由面神经（VII）支配，它们的不同是由第一和第二腮弓分化引起的[26]（图 1-3）。

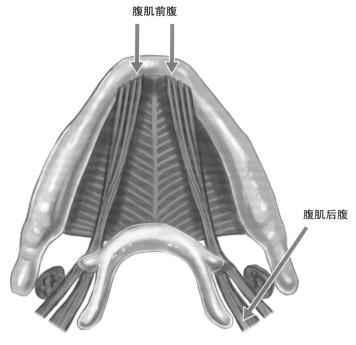

图 1-3 二腹肌示意图（前、后腹）

1.2.3 咀嚼肌的功能特征

协调高效的下颌运动是神经肌肉系统高度复杂的功能，主要涉及肌肉纤维、感觉和运动神经、本体感受器和中脑网状结构的控制中心。在受到刺激、抑制和控制时，神经肌肉系统主动或被动地发挥协调作用，并且这种作用相应地表现为下颌静止、功能或副功能运动。

按功能划分，咀嚼系统的骨骼肌可以分为升颌肌/后退肌（肌肉主要参与下颌闭口运动）和降颌肌/前伸肌（肌肉主要参与下颌开口运动）。所有的骨骼肌之间功能关系彼此协调，保证运动更有效协调。肌肉的功能取决于它的起点和止点，起点在一个固定的位置（以肌腱固定），止点是肌肉附着到机体的部分，是可以移动的（骨关节力学）。通常咀嚼肌被分为主动肌（原动肌）或拮抗肌（对抗特定运动的肌肉），这主要取决于每块肌肉在特定时间点经历的功能运动。例如，升颌肌在下颌的闭口运动中处于收缩状态，而降颌肌为放松状态，而在开口运动中，情况相反。然而，这两组肌肉在下颌运动时会同时发生某种程度的长时间的功能性收缩或者功能性抑制，而不是呈序列性刺激或抑制。下颌的三维功能运动需要这两种类型的肌肉保持高度的协调 [9, 15]。

另外一个需要强调的解剖学因素是咀嚼肌的肌纤维排列，这与肌肉输出的力量和功率有关。肌肉的肌纤维（肌束）向起点方向斜形排列呈羽毛状，被称为翼状肌 [9-10, 28]。翼状肌有几乎贯通肌肉全长的肌腱（起点至止点），它的纤维斜形排列插入肌腱中。非翼状肌的肌纤维自起点至止点多为平行排列。翼状肌的机械优势为每单位面积（生理横截面积，PCSA）的肌肉拥有更多数量的肌纤维，使得它比平行方向排列的肌肉产生更大的力量。尽管羽状肌产生的力量比非羽状肌大，但受到走行方向和较小的运动范围的影响，往往表现为更小的输出功率（力 × 位移）。总而言之，将咀嚼肌按其复杂的结构分类，咬肌、颞肌、翼内肌属于翼状肌，而翼外肌属于非翼状的骨骼肌 [29]。

"咀嚼的工作行程"通常被用来描述咀嚼时从闭口至牙齿接触或接近牙齿接触的提下颌过程（"咀嚼的颌运循环"）[30]。一个咀嚼的颌运循环由下颌下降、侧方移动、上抬的循环组成（冠状面观呈"泪滴"样）。"功率"是指单位时间内消耗的能量，取决于施力点的转矩和运动轨迹，单位是 $J \cdot s^{-1}$ 或 W，表达式为"功率 = 功/时间"。"力"是指施加在特定方向上的力量总和（单位是 N），相较于"功率"，它可以更加精确地描述下颌闭口运动（比如咬合记录），根据定义"功率"是指速度或运动量/时间 [13, 16]。因此，在讨论咀嚼系统生物力学时，比如在描述咀嚼过程中（开口和闭口）施加的力和正畸咬合记录，使用"咬合力"这一术语比"咬合功率"更加适合 [34-35]。

咀嚼周期的协调运动主要是受位于脑干网状结构中负责咀嚼活动的中枢模式发生器（CPG）控制，这是一种感觉反馈或节律控制系统，可接收来自丘脑、下丘脑和边缘系统信号的传入，产生非自主咀嚼。情绪紧张和/或副功能运动可能会对整个 CPG 系统所调控的复杂的咀嚼运动的协调性产生重要的影响[12, 31, 33]。

1.2.4　颞下颌关节的解剖

颞下颌关节是可以进行铰链运动和滑动的屈戌关节，在功能和副功能运动时下颌在矢状面发生滑动及转动运动[28]。颞下颌关节并不是一个单纯的球窝关节。从其定义可知，戌关节是"既能在一个平面发生铰链运动又能在另一平面发生滑动运动的关节"；也就是说铰链运动发生在一个平面，滑动运动发生在另一个平面。髋关节最常被用于描述这种关节类型，因为它能够在三个平面或轴（x, y, z）发生功能运动[29]。人的颞下颌关节在咀嚼运动或者在侧向磨牙、静态牙齿紧咬之类副功能运动时，进行三维的封闭运动[30]。颞下颌关节与体内许多其他关节一样，符合第 III 类杠杆系统的原理。根据定义，杠杆系统包括一个支点，两个外部施加的力和一个转动中心（COR）。第三类杠杆的外力（肌肉）在转动中心（COR）的同侧，且肌力比外部阻力更加靠近转动中心。在人的颞下颌关节中，咀嚼肌提供动力，颞下颌关节（支点或髁突/关节盘受载区）是转动中心。外力出现在咀嚼（第三磨牙之前）过程或者磨牙、紧咬牙等副功能运动中。髁突持续受压的程度取决于咬合接触时下颌的位置以及咀嚼肌群收缩的力度与方向。因此，人类颞下颌关节发挥 III 类杠杆的功能[15, 31-32]（图 1-4）。

在人体中，大多数关节属于滑膜关节。关节分类的解剖学标准有：①关节运动方式；②关节表面形态；③自由运动时转动轴的数量[33]。根据自身的运动，颞下颌关节被定义为可动（滑膜）关节或髁状关节，由"表面"滑膜绒毛分泌的滑液提供营养和润滑作用。双侧颞下颌关节是承重关节，它由下颌骨髁突、关节窝及关节结节，以及居于两者之间的关节盘组成。三个关节面（髁突、关节盘、关节结节）由无血管和神经支配的致密的纤维结缔组织和纤维软骨构成[31]。

关节囊韧带将滑膜关节的相邻骨连接起来并提供机械支持，增强其稳定性。颞下颌关节的关节囊韧带包绕整个关节，主要附着于颞骨下缘，向前连接关节结节和关节窝，它的主要功能是在三维运动过程中稳定关节并保证滑液在关节囊内腔的完整性。关节囊（关节囊韧带），包括纤维层和滑膜层，形成了颞下颌关节的功能和解剖表面。

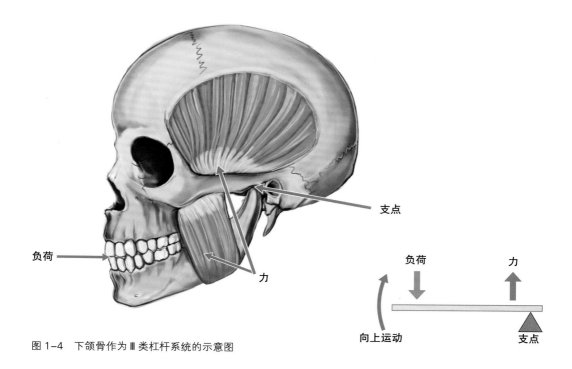

负荷

支点

力

负荷   力

向上运动   支点

图 1-4　下颌骨作为 Ⅲ 类杠杆系统的示意图

蝶下颌韧带和茎突下颌韧带（通常称作辅助韧带）对稳定下颌的作用不大，茎突下颌韧带主要作用是限制下颌过度前伸[11]。

在所有可动关节中，滑膜组织位于滑膜层，是排列于关节囊内富含血管的结缔组织。关节受压区或者负重区的表面可以产生滑液。关节囊的内层是滑液层，而外层的纤维部分是由致密的纤维结缔组织构成（与关节盘中类似）。关节囊内富含神经，其感受器主要分布在关节囊、肌腱、韧带和肌肉中，这些受神经支配的结构及其相连的感觉神经将信号传递到中枢神经系统，平衡并维持关节的稳定性及灵活性，从而起到保护关节的作用[34]（图 1-5 和图 1-6）。

在所有咀嚼肌的起始部位均发现腱性附着（肌肉结合骨的部位）。通常情况下，在肌腱连接处，肌腱与肌肉结合，肌肉与肌腱的胶原纤维交织在一起以增加肌腱的强度。在生物力学运动过程中，肌腱将肌肉收缩的力量传递至骨，在维持稳定和最大力的转换上是至关重要的。和关节盘一样，咀嚼肌的肌腱受载会表现出一定程度的黏弹性，虽然主要组成部分是无弹力的胶原纤维束，但在咀嚼活动中仍表现出一定程度的灵活性。下颌运动过程中涉及的主要肌腱，是与颞肌功能亢进相关的颞肌肌腱。颞肌肌腱附着于下颌喙突，在下颌闭口、侧向移动以及一定程度的后退运动时将力传递到下颌骨[16, 34, 45]。

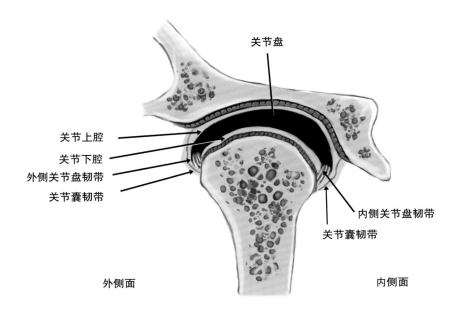

图 1-5   右侧颞下颌关节示意图（正面观）

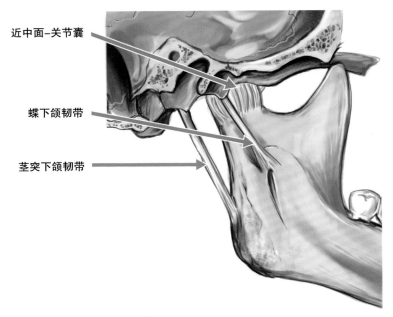

图 1-6   副韧带及关节囊示意图（内侧观）

纤维软骨关节可以进行线性运动或滑动运动，而颞下颌关节作为一个独特的滑膜关节，可以同时有转动和滑动运动。转动主要发生在下颌开口运动的早期阶段。髁突沿着关节结节的斜面开始运动时可以观察到滑动运动，这也发生在开口运动的初期。下颌开闭口过程中的髁突转动主要发生在颞下颌关节下腔，髁突位置无明显的改变。滑动运动，也就是在运动空间中发生的没有转动轴的线性运动，该运动按照运动路径被分为直线平移或曲线路径平移，发生在颞下颌关节的上腔[46]。作为一个真正的滑膜关节，双侧颞下颌关节可进行转动和滑动运动，在下颌运动时两个关节在功能上相互依赖，但每个关节都有 3° 的自由度。因此，我们需要注意的是其他关节，比如膝关节，在研究运动范围时可被分离进行独立研究，而不受对侧部分影响，但颞下颌关节是一个双侧联动关节，单侧不具有独立功能。一侧颞下颌关节发生任意的运动都伴随着对侧颞下颌关节一定程度的运动，每侧关节在运动时有 3° 的自由度[36]。

1.2.4.1　颞下颌关节的结构和功能特点

颞下颌关节位于下颌骨髁突与颞骨鳞部之间[10]。髁突内外径大约是前后径的两倍。下颌骨关节窝（关节窝）的前界是关节结节的后斜面，内界是狭窄的骨壁，向后是关节后区。在关节后界，颞骨鳞部与鼓部形成鼓鳞裂。鼓鳞裂又分为岩鼓裂和岩鳞裂。鼓索神经、鼓室前动静脉通过岩鼓裂，并被保护免受髁突的冲击。关节窝的顶部骨壁较薄，不能承担髁突的压力。因此，髁突在功能和副功能运动时负重区主要在关节结节的斜面上，而不在关节窝的顶部。因为系统发生和胚胎学原因，颞下颌关节的关节组织组成不同于大多数由透明软骨组成的滑膜关节，它是由没有血管、神经分布的致密纤维结缔组织组成[46]（图 1-7）。

与其他滑膜关节一样，关节囊限定了颞下颌关节解剖和功能边界。关节囊在关节后方，位于颞骨的鳞部和鼓部[31]。

关节囊完全包绕着关节结节，并向前稳定地附着于关节结节顶部。外侧的颞下颌韧带增加了关节囊的强度，颞下颌韧带由斜向排列的胶原纤维和较窄的水平向胶原纤维组成。这些韧带的主要功能是防止因关节盘 – 髁突复合体的运动，特别是髁突的后移而损伤关节后组织。这种"韧带位"被认为是一个可重复、可记录的下颌边缘位，这个位置不受身体姿势的影响。韧带位类似于"正中关系"，是指髁突在关节窝最上最前位时下颌骨的位置。但是，当施加外部力量比如手法诱导来寻找这个位置时，髁突和关节盘不一定位于关节窝的最上、最前位，并且正对着关节结节的后斜面，这是围绕"正中关系"争议的一个方面[31]（图 1-8）。

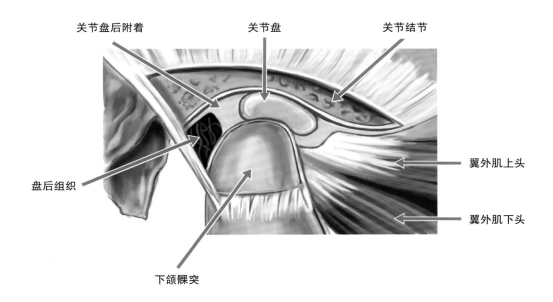

关节盘后附着　　　　　　　关节盘　　　　　　　关节结节

盘后组织

翼外肌上头

翼外肌下头

下颌髁突

图 1-7　颞下颌关节囊、关节盘、髁突、关节结节（关节囊剖面）

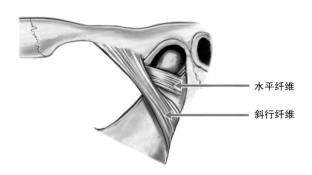

水平纤维

斜行纤维

图 1-8　颞下颌关节韧带示意图（关节囊韧带和纤维方向）

　　关节盘对关节润滑和应力分散起着重要的作用。关节盘自身的生理特性使其在受压时发生形变，这样可以增加接触面和受力区来分散压缩应力[37]。关节盘在一定程度上呈不规则状，它承受载荷的能力取决于关节表面蛋白多糖的浓度和受载部位的物理形态。糖胺多糖链（GAG）与核心蛋白以共价键相连形成蛋白多糖[38]。它们广泛分布在细胞外基质（软骨）中，并且在许多功能运动中，在关节受压时可以提供水分和弹性（缓冲）。关节软骨中主要的蛋白多糖是聚集蛋白聚糖（聚集的蛋白聚糖），一种硫酸化的蛋白多糖[38-39]。关节盘的抗压能力与受压区和应力区 GAG 的浓度直接相关，因此，受压区和应力区 GAG 的浓度越大，该处的抗压能力就越强[40]。

1.2.5 颞下颌关节负荷的生物力学原理

颞下颌关节在咀嚼和副功能运动如磨牙时接受动态负荷，或在其他副功能活动时接受静态负荷（正中或非正中时紧咬牙）。通常，关节的结构和施加到关节的外力决定了关节内发生运动的类型和范围。此外，在正常功能运动时力量施加到关节上的点确定了关节的承压区。这些承压区的表面会因他们负荷的大小、位置、频率、强度和持续时间发生改变；关节表面也可能会因为需要适应承受的负荷而出现其他的物理性变化。相反地，这些在关节内分散压力的结构也会受到压力的影响，从而导致关节表面的磨耗，使关节倾向于退行性改变[31-32, 34, 41]。

关节在进行功能和副功能运动时，一般会产生两种类型的力：剪切力和压缩力。剪切力和动态负荷是由平行施加于关节表面的牵引力引起的，结果是产生了摩擦力和类似犁地的合力。就像一个硬的物体（髁突）沿着一个软的表面（关节盘）移动时，软的表面被推到较硬的物体前方，这种效应被描述为"犁沟效应"。

在颞下颌关节中最常见的一类力就是犁地推动力，这个力的大小会因力的强度和持续时间的增加而增加。犁地推动力也会受到关节盘和承压区所有滑液的影响。因为关节盘也参与关节的润滑程度降低的因素，任何可以引起关节盘 / 关节润滑减少，都会使关节内应力分布发生改变，最终导致关节承压能力减弱[32, 34, 43]。理论上，这种削弱效应诱发颞下颌关节发生退行性改变，常见的是颞下颌关节骨关节炎。其他易诱发颞下颌关节退行性关节病（DJD）或骨关节炎的因素是关节内外侧胶原交联弱化，这会导致关节盘表面穿孔或关节盘变性[37, 43]。正常的机械压力有利于关节的健康，但是软骨负荷过度、不足（缺少功能运动或无动度）或静态负荷都会导致蛋白聚糖的消耗，从而降低关节的适应能力[41-42]。

最后，颞下颌关节的稳定和关节盘的健康高度依赖于盘侧韧带（盘内侧韧带和盘外侧韧带）的完整性。盘侧韧带的完整性发生任何变化（例如，关节盘向前内侧移位时被拉伸）都可能会引起关节盘内承压区的改变，因此可能会导致关节盘和关节出现潜在的退行性变化。因此，施加在关节面的应力非常重要，关节面的完整性和稳定性以及长时间适应应力变化的能力也同等重要。关节面不协调引起的关节面完整性受损、细胞外基质中蛋白多糖[核心蛋白与硫化的葡糖氨基葡聚糖（GAG）]减少、滑液润滑能力减少，这三者在退行性关节病的发生和进展中发挥作用[32, 41, 43]。有足够的证据表明颞下颌关节的组织能够适应生物力学的压力，尽管这种适应是缓慢的、不可预测的。除了进行性和退行性骨重建，可以在许多个体，尤其是老年个体的颞下颌关节中观察到软骨细胞和蛋白多糖。随着时间的推移，致密的纤维结缔组织呈现纤维软骨样改变，这使它能够承受更大的压缩负荷，尤其是这些负荷呈周期性或间歇性变化时[31]。

注意事项

1. 颞下颌关节是一个运动关节，可以在三维空间内发生转动和滑动运动。

2. 关节囊确定了颞下颌关节解剖和功能的界限。

3. 在下颌开闭口、前伸、后退和侧方运动时咀嚼肌被激活。

4. 关节盘（不是半月板）由无血管和神经的中间功能区和有血管和神经的外周非功能区组成。

5. 下颌运动符合第 III 类杠杆系统的原理。

6. 颞下颌关节的组织能适应生物力学的压力，尽管这种适应是缓慢的，适应的时间和程度是不可预测的。

7. 颞下颌关节的组成部分受到过度的功能负荷（频率、强度、持续时间）会产生临床的症状和体征，包括炎症、疼痛、下颌运动受限，以及在某些情况下产生骨关节炎。

参考文献

[1] Jablonski S. Illustrated dictionary of dentistry[M]. Philadelphia:W.B. Saunders Co, 1982.

[2] Mohl ND. Introduction to occlusion[M]. Mohl ND, Zarb GA, Carlsson GE, et al. A textbook of occlusion. Chicago:Quintessence Publishing Co, 1988:15‐23.

[3] Dorl, WAN. Dorland's illustrated medical dictionary[M]. 32nd ed. Philadelphia:Elsevier Saunders, 2012.

[4] Syrop J. Understanding occlusion[J]. Inside Dentistry, 2013, 9(9):46‐58.

[5] Okeson JP. Alignment of the occlusion and dentition[M]// Okeson JP. Management of temporomandibular disorders and occlusion. St. Louis:Elsevier Mosby, 2013:46‐62.

[6] Okeson JP. Determinants of occlusal morphology[M]// Okeson JP. Management of temporomandibular disorders and occlusion. St. Louis:Elsevier Mosby, 2013:86‐100.

[7] Proffit WR, Fields HW, Sarver DM. Malocclusion and dentofacial deformity in contemporary society[M]// Proffit WR, Fields HW, Sarver DM. Contemporary orthodontics. St. Louis:Elsevier Mosby, 2013:2‐18.

[8] The Glossary of Prosthodontic Terms. J of Pros Dent, 2005, 94(1):10‐92.

[9] Pratt N, Oatis C. Mechanics and pathomechanics of the muscles of the TMJ Oatis C. Kinesiology:the mechanics and pathomechanics of human movement. Philadelphia:Lippincott, Williams and Wilkins, 2009:452‐465.

[10] Infratemporal and pterygopalatine fossae and temporomandibular joint[M]// Standring S. Gray's anatomy:the anatomical basis of clinical practice, 40th ed London:Churchill Livingstone Elsevier, 2008:538.

[11] Okeson JP. Functional anatomy and biomechanics of the masticatory system[M]// Okeson JP. Management of temporomandibular disorders and occlusion. 7th ed. St. Louis:Elsevier Mosby, 2013:2‐20.

[12] Morquette P, Lavoie R, Fhima M,et al. Generation of the masticatory central pattern and its modulation by sensory feedback[J]. Prog Neurobiol, 2012, 96(3):340‐355. doi:10.1016/j.pneurobio, 2012.01.011.

[13] Gorse C, Johnston D, Pritchard M. A dictionary of construction, surveying and civil engineering[M]. 1st ed. Oxford:Oxford University Press, 2012.

[14] Okeson JP. Functional neuroanatomy and physiology of the masticatory system[M]// Okeson JP. Management of temporomandibular disorders and occlusion. 7th ed. St. Louis:Elsevier Mosby, 2013:21‐45.

[15] Karduna A. Introduction to biomechanical analysis[M]// Oatis CA. Kinesiology:the mechanics and pathomechanics of human movement[M]. Baltimore:Lippincott Williams and Wilkins, 2009:3‐20.

[16] Pratt N, Oatis C. Biomechanics of skeletal muscle[M]// Oatis. Kinesiology:the mechanics and pathomechanics of human movement. Philadelphia:Lippincott, Williams and Wilkins, 2009:45‐68.

[17] Congenital anatomic anomalies or human birth defects[M]// Moore KL, Persaud TVN. The developing human:clinically oriented embryology. Philadelphia:Saunders Elsevier, 2008:457‐86.

[18] Pharyngeal apparatus, face, and neck[M]// Moore KL, Persaud TVN, Torchia MG. The developing human:clinically oriented embryology. Philadelphia:Saunders Elsevier, 2013:159‐198.

[19] Anatomy of the muscular system[M]// Patton KT, Thibodeau GA. Anatomy and physiology. St. Louis:Mosby Elsevier, 2013:301‐446.

[20] Infratemporal and pterygopalatine fossae and tem‐poromandibular joint[M]// Standring S. Gray's anatomy:the anatomical basis of clinical practice. London:Churchill Livingstone Elsevier, 2008:527‐546.

[21]　Oshima T, Ogura M, Kikuchi T, et al. Involvement of pterygoid venous plexus in patu- lous eustachian tube symptoms[J]. Acta Otolaryngol, 2007, 127(7):693-699.

[22]　Leuwer R, Schubert R, Kucinski T. The muscular compliance of the auditory tube:a model-based survey[J]. Laryngoscope, 2002, 112(10):1791-1795.

[23]　McDonald MH, Hoffman MR, Gentry LR. New insights into mechanism of eustachian tube ventilation based on cine computed tomography images[J]. Eur Arch Otorhinolaryngol, 2012, 269(8):1901-1907. doi:10. 1007/s00405-011-1829-y.

[24]　Mahan PE, Wilkinson TM, Gibbs CH. Superior and inferior bellies of the lat- eral pterygoid muscle EMG activity at basic jaw posi- tions[J]. J Prosthet Dent, 1983, 50(5):710-718.

[25]　Stockstill JW, Harn S, Underhill T. Clinical implica-tions of anomalous muscle insertion relative to jaw movement and mandibular dysfunction:the anterior belly of the digastric muscle in a cadaver[J]. J Craniomandib Disord Facial Oral Pain, 1991, 5:64-70.

[26]　Standring S. Neck[M]// Standring S. Gray's anatomy:the anatomical basis of clinical practice[M]. London:Churchill Livingstone Elsevier, 2008:441.

[27]　Murray GM, Phanachet I, Uchida S. The role of the human lateral pterygoid muscle in the con- trol of horizontal jaw movements[J]. J Orofac Pain, 2001, 15(4):279-292.

[28]　Standring S. Infratemporal and pterygopalatine fossae and temporomandibular joint[M]// Standring S. Gray's anatomy:the anatomical basis of clinical prac- tice. London:Churchill Livingstone Elsevier[J], 2008:527-546.

[29]　The American Heritage Stedman's Medical Dictionary[M].Boston:Houghton Mifflin Co., USA, 2002.

[30]　Posselt U. Studies on the mobility of the human mandible[J]. Acta Odont Scand, 1952,10:1-150.

[31]　Mohl ND. Functional anatomy of the temporoman- dibular joint[M]// Laskin D, Greenfield W, Gale E. The presi- dent's conference on the examination, diagnosis and management of temporomandibular disorders. Chicago:American Dental Association, 1983:3-12.

[32]　Lockard MA, Oatis CA. Biomechanics of joints[M]// Oatis CA. Kinesiology:the mechanics and pathomechanics of human movement. Baltimore:Lippincott, Williams and Wilkins, 2009:103-115.

[33]　Hamill J, Knutzen KM. Skeletal considerations for movement[M]// Hamill J, Knutzen KM. Biomechanical basis of human movement. Philadelphia:Wolters Kluwer/Lippincott Williams & Wilkins, 2009:27-61.

[34]　Okeson JP. History and examination for temporoman-dibular disorders[M]// Okeson JP. Management of temporomandibular disorders and occlusion. St. Louis:Mosby Elsevier, 2013:170-221.

[35]　Dawson PE. Recording centric relation[M]// Dawson PE. Functional occlusion-from TMJ to smile design. St. Louis:Mosby Elsevier, 2007:94-95.

[36]　Hamill J, Knutzen KM. Basic terminology[M]// Hamill J, Knutzen KM. Biomechanical basis of human movement. Philadelphia:Wolters Kluwer/ Lippincott Williams & Wilkins, 2009:3-25.

[37]　de Leeuw R, Boering G, Stegenga B. TMJ articular disc position and configuration 30 years after initial diagnosis of internal derangement[J]. J Oral Maxillofac Surg, 1995, 53(3):234-241.

[38]　Perrimon N, Bernfield M. Cellular functions of proteoglycans-an overview[J]. Semin Cell Develop Biol, 2001, 12:65-67. doi:10. 1006/scdb. 2000. 0237.

[39]　Mansour J. Biomechanics of cartilage[M]// Oatis CA. Kinesiology:the mechanics and pathomechan- ics of human movement. Baltimore:Lippincott, Williams and Wilkins, 2009:69-83.

[40]　Yanagishita M. Function of proteoglycans in the extracellular matrix[J]. Acta Pathol Jpn, 1993, 43(6):283-293.

[41] Palla S, Gallo L. Biomechanics and mechanobiology of the TMJ[M]// Greene CS, Laskin DM. Treatment of TMDs:bridging the gap between advances in research and clinical patient management.Chicago:Quintessence Publishing, 2013:101 - 112.

[42] Ramage L, Nuki G, Salter D. Signaling cascades in mechanotransduction:cell- matrix interactions and mechanical loading[J]. Scand J Med Sci Sports, 2009, 19:457 - 469.

[43] Braden CF, Hulstyn MJ, Oksendahl HL. Ligament injury. Reconstruction and osteoarthri- tis[J]. Curr Opin Orthop, 2005, 16(5):354 - 362.

[44] Mohl ND. Verbal communication, 2014.

[45] Okeson JP. Alignment of the occlusion and dentition[M]// Okeson JP. Management of temporomandibular disorders and occlusion. St. Louis:Elsevier Mosby, 2013:46 - 62.

[46] Mohl ND. Introduction to occlusion[M]// Mohl ND, Zarb GA, Carlsson GE, et al. A textbook of occlusion. Chicago:Quintessence Publishing Co, 1988:15 - 23.

02

颞下颌关节紊乱病：病因和分类

Jeffrey P. Okeson

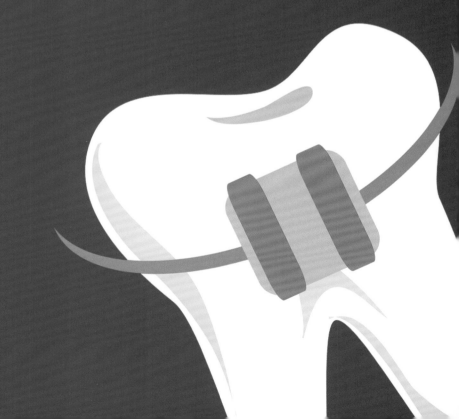

2.1　概述

颞下颌关节紊乱病（TMDs）是源于咀嚼系统的肌肉及骨骼的一类疾病的总称[1]。因此，颞下颌关节紊乱病的症状通常与咀嚼肌或（和）颞下颌关节(TMJs) 有关，疼痛是颞下颌关节紊乱病的一种常见症状。颞下颌关节紊乱病在人群中普遍存在，事实上，在牙科患者的主诉中，颞下颌关节病疼痛是仅次于牙痛的第二位。根据临床流行病学研究，正常人群中有颞下颌关节紊乱病相关症状或体征的约占 40%～60%[2]102-128。但是需要专业颞下颌关节治疗的患者人数只占 10%～15%[3-4]。由于颞下颌关节紊乱病的发病率比较高，每位牙医都需要掌握此类疾病的病因、诊断和治疗方面的基本知识。本章将着重讲解临床常见的颞下颌关节紊乱病的病因和诊断。其他章节将对上述内容作更详细的概述[2]。

颞下颌关节紊乱病种类繁多且各不相同，涉及咀嚼系统中相关的多种肌肉、骨骼紊乱疾病。常见的两类是肌肉疼痛和关节内结构紊乱。不同类型的颞下颌关节紊乱病的病因、病理和临床表现存在较大差异，因而需要制订不同的治疗方案。肌肉疼痛是颞下颌关节紊乱病中最常见的类型。在慢性疼痛门诊中，肌肉疼痛的发生率大约是关节囊内疼痛的两倍。因此，大部分"颞下颌关节患者"病例其实与颞下颌关节无关，给这些患者贴上"颞下颌关节患者"的标签是不恰当的。如果无法准确区别疾病是肌源性还是关节源性，就无法选择有效的治疗方案，最终可能会导致治疗失败。

本章将重点介绍颞下颌关节紊乱病的病因，并对正畸治疗中常见的颞下颌关节紊乱病进行分类。需要说明的是，尽管本章未对颞下颌疾病的治疗作进一步详述，但大部分颞下颌关节紊乱病都可以通过保守治疗得到控制（参见第 8 章）。对于已经明确诊断和病因的少部分患者，在颞下颌关节紊乱病的临床症状得到控制的前提下，可以考虑选择正畸治疗。

2.2　颞下颌关节紊乱病病因的几点思考

多年来，人们对颞下颌关节紊乱病的病因一直存在严重的分歧。早期牙医认为颞下颌关节紊乱病是由咬合不良引起的。许多牙医直接通过改变病人咬合关系进行治疗。但一旦治疗失败，医生就会被认为是无能的，或病人被怀疑有严重的心理问题。20 世纪 80 年代中期至 90 年代，循证医学的发展为颞下颌关节紊乱病的研究提供了更广阔的视野。在过去的二三十年，至少有 5 种颞下颌关节紊乱病病因值得关注，咬合因素仍然为其中之一。因此，颞下颌关节紊乱病的发生发展中需要对咬合进行评估，然而咬合不良是否会引起颞下颌关节紊乱病这个问题需要重新思考。静态咬合关系（比如安氏 II 类或 III 类咬合关系）引起颞下颌关节紊乱病的观点没有得到流行病学的强有力支持 [2]102-128。因此，本章将阐述咬合关系和颞下颌关节紊乱病相关性的一个新理念。

已经广泛得到研究支持的 5 种病因包括：咬合关系、创伤、精神压力、深部疼痛传入以及副功能活动（比如磨牙症和紧咬牙）。下文将对上述 5 种病因作简要阐述。

2.2.1　咬合关系

如之前所提到的，咬合因素多年来被认为和颞下颌关节紊乱病有关。即便如今，它们之间的关系仍然存在很多争议。最新的研究数据并不支持静态咬合关系（如：深覆𬌗，II 类𬌗，咬合拥挤，𬌗干扰）与颞下颌关节紊乱病有关 [5]。但是也不能简单地定论咬合关系与咀嚼系统功能紊乱无关。除了静态咬合关系，应该同时考虑咀嚼系统的动态功能。牙齿咬合关系的两种不同状态可能与颞下颌关节紊乱病的症状有关。第一种是咬合关系的突然变化；第二种则是咀嚼系统的结构受到压力从而导致颞下颌关节稳定性改变。下文将对上述两种状态作进一步解释。

2.2.1.1　咬合关系的突然变化

每位牙医都应该遇到过牙套或充填体就位后出现咬合高点的情况，病人经常会因为一些不适感返回诊所。通常不仅有主诉牙的不适，而且还有伴有肌肉紧张和肌肉疼痛。此类症状是由于在创伤出现时，甚至是仅出现伤害性的征兆时，肌肉保护性收缩将伤害最小化。这种肌肉反应会导致疼痛，尤其是创伤持续性存在时。一旦去除有害因素，上述不适症状也随之缓解。如果未能在有效时间内去除有害因素，病人将发生适应性改变（例如：牙齿移动、咬合改变或避让），或是发生明显的肌肉型颞下颌功能紊乱。

2.2.1.2　伴随持续负载的骨关节不稳定

咬合因素引发颞下颌关节紊乱病的第二个机制可能与咀嚼系统的骨关节稳定性有关。每个可动关节均可负载压力，压力起源于肌肉，传导至关节。因此，每个关节都有一个相对稳定的肌肉骨骼位置，在颞下颌关节区则被定义为髁突位于关节结节处并保持关节盘位于功能面之间的正确位置。在咀嚼系统中，骨关节稳定性表现为牙齿位于一个咬合稳定位置的同时关节也在一个稳定的位置。此时，关节和牙齿可以在不受创伤的情况下负载。

一旦关节稳定的位置和咬合稳定的位置出现不协调的状况，这种情况称为骨关节不稳定。如果这是导致颞下颌关节紊乱病的决定性因素，流行病学研究应该阐明这两者之间的关系，也许是因为缺少动态负载因素的研究，这两者的关系并不清楚。当牙齿受到紧咬、咀嚼或磨牙等动态压力负载时，关节应该位于一个稳定的位置。如果关节处于一个不稳定的状态，持续的压力负荷则会导致关节结构的改变。通常表现为纤维结缔组织的破坏，骨质退行性改变，关节弹响、交锁和疼痛。需要强调的是关节位置不稳定和咬合位置不稳定所导致的𬌗稳定性差本身并不会导致颞下颌关节紊乱病，这仅仅是一个危险因素。然而一旦易感人群中这种不稳定的𬌗位置关系伴随着持续性的压力负载，关节内部结构紊乱的危险性将大大提高[2]102-128。

因此，我们得到有趣的发现：咬合既可以引起肌肉功能紊乱，又可以导致关节内结构紊乱，但两者是通过不同机制完成的。咬合与颞下颌关节紊乱病之间的关系可以概述为以下两种观点：①当牙齿闭合过程中发生紊乱（如过高的修复体），通常表现为肌肉功能紊乱；②当牙齿咬在牙尖交错位，伴随着负载产生的问题通常表现为关节内结构紊乱。

2.2.2　创伤

创伤因素无疑是颞下颌关节紊乱病一个已知的病因。一次面部的外力重击可立刻导致关节结构的改变，从而影响关节囊内组织。相对于肌肉紊乱来说，创伤与关节囊内结构有更紧密的联系。经常可以听到病人主诉："自从我受到外力重击后，我的颞下颌关节区就出现弹响"。一旦关节疼痛出现，肌肉会出现保护性反馈，所以很难区别疼痛的来源。面部的重击是典型的较大创伤，而反复的微小创伤也会出现在关节区。骨关节不稳定性状态下的持续负载就是微小创伤的一个例子。

2.2.3 精神压力

大量证据表明精神压力增大是颞下颌关节紊乱病的病因之一。据文献报道，精神压力增大的初期，咀嚼肌的肌电活力可轻微增高[6]，这是正常的生理反应，但如果较大的精神压力一直持续，咀嚼肌可能会出现疲劳、紧张以及疼痛等症状。持续的高压应激会导致自主神经系统敏感性增高[7]。中枢神经系统的参与使患者觉得持续的疼痛，这为治疗带来了困难。

2.2.4 深部传入疼痛

深部传入疼痛是指所有源于深部结构的神经冲动所导致的疼痛反应。深部结构不包括皮肤和口腔黏膜。常见的深部疼痛来源于肌肉和关节结构。深部疼痛有一种独特的特征是可以诱发肌肉反应，与之前关于咬合的部分讨论的肌肉保护性收缩的特征相同。临床医生必须要认识到深部疼痛可源于多种人体组织[8]。常见的例子是颈部疼痛可以诱发咀嚼肌疼痛。急性颈部扭伤的病人最初可能仅表现为颈部痛。然而几天后，疼痛放射到面颊部，从而诱发肌肉收缩导致张口受限。临床检查发现的张口受限和咬肌压痛症状是颞下颌关节紊乱病的表现。但是，此类颞下颌关节紊乱病带来的疼痛只是次要的，其他来源的疼痛会一直持续到原始的痛源被找到并治愈。临床医生往往会忽视两者的关系并且质疑为什么已经针对咀嚼结构进行了治疗（比如咬合矫治器）却无法缓解疼痛。

2.2.5 副功能活动

多年来，牙医们一直认为磨牙和紧咬牙是颞下颌关节紊乱病的重要病因之一。尽管这种下颌运动的确与颞下颌关节紊乱病有关，但并不是我们曾经认为的那种密切相关。众所周知，磨牙和紧咬牙会导致疼痛[9]。然而，有睡眠研究表明，虽然大部分人在睡眠状态时牙齿呈接触状态，但一般无明显疼痛。我们现在也认为病人咬合关系与副功能活动没有明显的相关性，反而与睡眠阶段和睡眠周期的其他因素密切相关。我们还发现许多人白天有无意识紧咬牙的习惯。 那些主诉为晨起时肌肉疼痛的患者可能与夜间睡眠时磨牙有关，我们可以认为紧咬牙或夜磨牙是此类患者，其疼痛肌肉疼痛的病因。然而，也有部分患者主诉晨起时无疼痛而在傍晚或夜间发生疼痛，这些患者可能在白天紧咬牙或者是他们的肌肉疼痛有完全不一样的病因。认识副功能活动的多样性非常重要，不同的运动方式可能需要不同的治疗方案。[2]291–316

综上所述，颞下颌关节紊乱病是一种复杂的多因素相关的疾病。多种因素联合作用使该疾病变得更加复杂。对于临床医生来说，寻找合适治疗方案也成为了一个巨大的挑战。我们也需要意识到患者对于非理想状态的耐受性不一样。大部分人并没有完美的咬合关系，可以表现出一些创伤、精神压力、深部疼痛以及某些副功能活动，但并没有出现颞下颌关节紊乱病的症状，这可能与他们较强的适应能力有关。临床医生要重视患者的适应能力，因为它可能是临床治疗获得满意疗效的重要因素。病人的适应能力是临床治疗成功率的一个重要的因素。但是我们对这一方面知之甚少。

更深入地理解患者的适应能力可以帮助我们选择恰当的治疗方案，并建立较好的疗效预期。尽管全面地理解人的适应性对治疗有很大的帮助，但由于适应能力受到多种变量的影响，如个体生物状态、学习经验、心理状态（例如强迫症）和遗传因素等，因此，对"适应性"这一概念进行研究是困难的。

近来有遗传学研究提出了有趣的视角，特别是针对与疼痛有关的适应能力。研究表明遗传多样性对疼痛的感知起重要的作用[10–11]。编码与疼痛反应相关的酶"儿茶酚–O–甲基转移酶（COMT）"的基因，在患者间存在差异。受试者对疼痛刺激有三种不同的反应：与正常相比，一部分表现出更高的疼痛敏感性，还有一部分表现出较低的疼痛敏感性。一个包含186名女性正畸治疗患者的前瞻性队列研究表明，基因型疼痛敏感性较高的患者出现颞下颌关节紊乱病的症状要多于疼痛敏感性较低的患者[12]。这项研究表明正畸治疗并不是导致颞下颌关节紊乱病的一个重要的影响因素。相反，正在进行正畸治疗的患者的基因型才是疼痛敏感性的主要因素。或许未来的研究可以帮助我们甄别哪些患者更容易产生疼痛，这将有助于治疗方案的选择。

综上所述，认为正畸治疗和颞下颌关节紊乱病之间没有任何关联的想法是非常不成熟的。如何在进行正畸治疗的同时，将颞下颌关节紊乱病的风险最小化才是我们最需要关注的问题。通过对颞下颌关节紊乱病病因的探讨，正畸治疗过程影响的只有一个因素：咬合。但是，很明显咬合因素不一定会诱导颞下颌关节紊乱病的发生[2]102–128[13]。那么，正畸治疗到底在颞下颌关节紊乱病中占有何地位？因为咬合因素可能是某些患者发生颞下颌关节紊乱病的潜在诱因，从逻辑上看正畸医生应该建立一种颞下颌关节紊乱病风险最小化的咬合关系。然而，建立一个合理的咬合关系并不意味着颞下颌关节紊乱病不会发生，因为至少还有四种正畸医生不能控制的病因存在。而建立一种骨关节稳定性的咬合关系应该成为危险性最小的措施。既然正畸治疗可以改变患者的咬合关系，那么重点就在于建立怎样一种咬合关系使患者能始终处于最佳咀嚼功能状态。

2.3 颞下颌关节紊乱病的分类

大部分颞下颌关节紊乱病属于两个大分类中的其中一类：肌肉疼痛或关节囊内结构紊乱。以肌肉疼痛最为常见[4, 14]。几乎所有人一生中都会经历过一些周期性的肌肉疼痛。

牙科门诊中常常见到主诉为咀嚼肌疼痛的病人。口颌面部疼痛的发生率仅次于牙痛（牙齿痛或牙周疼痛）。它通常被归类为咀嚼肌紊乱病[2]291-316。咀嚼肌紊乱病的患者最常见的主诉就是功能运动（如咀嚼）时疼痛和功能障碍（张口受限）。

2.3.1 咀嚼肌紊乱病

咀嚼肌疼痛的患者所描述的疼痛程度可由轻微的压痛到极端不适。虽然肌肉疼痛很常见，但牙医对其病因通常了解不多。事实上，大部分牙医受到的教育认为肌肉疼痛是结构紊乱的一种反应，比如咬合关系不良或关节位置不正确。他们还往往把肌肉疼痛和磨牙以及紧咬牙联系在一起。虽然他们的一些想法在某些患者身上得到证实，但对于大部分的患者来说，这些并不是肌源性颞下颌关节紊乱病的病因。

某些肌肉的疼痛程度随着肌肉使用次数增多而加重。症状通常表现为肌肉的疲劳和紧张。尽管这类肌肉疼痛的确切病因备受争议，有些研究者报道肌肉疼痛是相关营养动脉的收缩和肌肉组织中代谢废物的堆积所引起的。在肌肉的缺血区域，一些疼痛性物质（缓激肽、前列腺素）的释放可导致肌肉疼痛[15-20]。

然而，肌肉疼痛不仅仅是过度使用或是肌肉疲劳，而是更为复杂的一种症状。其实，肌肉疼痛以及大多数颞下颌关节紊乱病与过度活动（例如痉挛或是日常活动的过度负载比如咬硬物、过度说话或唱歌之类）没有明显的相关性[6, 12-24]。现在公认的一点是：肌肉疼痛很大程度上受到中枢神经系统的影响，尤其对于持续时间较长的疼痛[16, 25-26]。

肌肉疼痛患者的一个重要的临床表现是疼痛随着功能运动加重。因此，患者总是抱怨疼痛影响了他们的咀嚼甚至说话。然而，这些功能性活动通常并不是肌肉疼痛的病因，而只是让患者提高了对疼痛的关注。一些其他形式的活动或中枢神经系统的影响导致了肌肉疼痛[27]。因此，单纯针对功能性活动本身的治疗将不会奏效。治疗应该直接针对于减少中枢神经系统的影响和／或引起肌功能亢进的病因。

许多临床医生认为所有咀嚼肌紊乱病因和症状是相同的。如果真是如此，那么对于此类疾病的治疗将非常简单。但是，有经验的临床医生都知道事实并非如此，因为对所有肌肉疼痛的病人进行相同的治疗，并没有达到同样的疗效。肌肉疼痛至少有五种不同的临床表现，正确地区分肌肉疼痛的不同类型是非常重要的，针对不同类型的疼痛，治疗方法也不同。五种类型分别是：保护性收缩（肌肉验板）、局限性肌痛、肌筋膜痛（扳机点）、肌痉挛，以及慢性中枢介导性肌痛[2]129-169[27]。前三种情况（保护性收缩、局限性肌痛和肌筋膜痛）在牙科诊所中非常常见，肌肉痉挛和慢性中枢介导性肌痛相对少见。许多肌肉紊乱病在短时间内出现并消失，有时并不需要进行专业治疗，对于大部分病例保守治疗就可以了。而一旦疼痛症状没有缓解，其他的慢性疼痛将会随之出现。慢性咀嚼肌功能紊乱更加复杂，治疗的重点与急性肌肉紊乱有较大差异。如何将急性和慢性肌肉紊乱明确区分是很重要的，这样才能进行恰当的治疗。

本节不对每种症状进行阐述，只针对于正畸医生可能涉及的最常见症状进行讨论，主要有局限性肌痛和肌筋膜痛。

2.3.1.1 局限性肌痛

局限性肌痛是口腔临床上最常见的急性肌肉痛。它是在局部肌肉组织环境改变时出现的相应症状，起源于疼痛物质（缓激肽、P物质、组胺[28]）的释放。最初的变化可能仅仅表现为肌肉疲劳。引发局限性肌痛最可能的原因是肌肉的过度使用或是创伤。肌肉过度使用可能与感觉传入或情绪压力的急性改变而产生的保护性肌肉收缩有关。肌肉创伤可能由肌肉受到外力直接击打导致，但更可能是由于肌肉的不合理使用。肌肉过度使用可能会导致肌肉延迟性酸痛[29]。这种类型的局限性肌痛通常被称作延迟性肌痛或是运动后肌痛[30-34]。

临床上，局限性肌痛的颞下颌关节紊乱病患者通常表现为触诊时肌肉压痛，在功能运动时疼痛加重。当有升颌肌涉及时，患者通常主诉张口受限，这是仅次于疼痛的第二常见主诉症状。这意味着患者可以张口但因为疼痛而不愿张口。在肌肉酸痛缓解并恢复至正常水平后[35-37]，患者常主诉肌无力[36-38]。

2.3.1.2 肌筋膜痛

肌筋膜痛是一种局限性肌源性疼痛，其特征为局部区域质硬、高敏感性的肌肉组织——扳机点。肌筋膜痛很常见，然而却不容易理解。一项研究显示[39]，某大学疼痛中心里超过 50% 的患者被诊断为肌筋膜痛。

扳机点通常在触诊时绷紧。扳机点的确切机制仍然未知。有研究称[40, 42]，位于肌肉的某些神经末梢在疼痛物质释放后变得更加敏感，从而导致局部疼痛的高敏感性[43]。在扳机点部位局部皮温可能升高，提示了这部分组织的代谢增加以及 / 或血液流动减少[44, 45]。扳机点是一个非常局限的区域，可能只有很少的运动单位会收缩[46]。

扳机点的典型特征是产生持续的深部疼痛，并且可导致中枢兴奋性作用。一旦扳机点使一组集聚的传入性中间神经元兴奋，牵涉性疼痛将会产生，通常都在所涉及扳机点位置的可预测范围内（图 2-1、图 2-2）[2]21-45[47]。这类疼痛通常被患者描述为头痛。大多数情况下，患者可能只能意识到牵涉性疼痛但并不知道扳机点。一个非常好的例子就是患者受到斜方肌扳机点的影响导致太阳穴处的牵涉痛（图 2-3）[47-49]。主诉为短暂的头痛，也容易忽略到肩膀处的轻微的扳机点疼痛。这些临床主诉很容易干扰医生发现问题的来源。患者常误导临床医生把关注点从疼痛的起源转移到疼痛部位（短暂的头痛）。

2.3.2 颞下颌关节紊乱病

颞下颌关节功能异常是进行咀嚼功能检查时最容易发现的体征，原因是发病率比较高但大多没有症状（见第 3 章中颞下颌关节紊乱病筛查中症状和体征部分的讨论）。很多体征如关节弹响或开口偏斜等，都没有疼痛表现，因此，患者可能并不会寻求治疗。这些颞下颌关节紊乱大致分为两大类：内源性结构紊乱以及炎症性颞下颌关节紊乱病。以下将分别展开讨论。

2.3.2.1 内源性结构紊乱

内源性结构紊乱表现为一组由解剖和 / 或颞下颌关节结构位置关系异常引起的的功

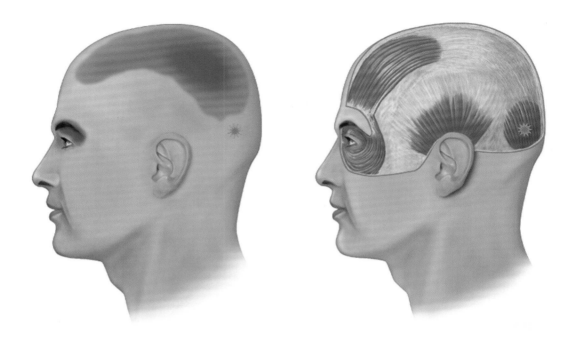

图 2-1　枕额肌腹部的扳机点（用"*"标注）如何产生眼后部（红色部分）牵涉性头痛（来源于 Okeson[2]133）。

能紊乱。审视颞下颌关节的解剖结构发现，关节盘通过内侧和外侧副韧带固定在髁突的顶部。许多内源性结构紊乱是由于韧带附着的完整性或长度改变而造成的。一旦韧带拉长，关节盘在关节内的活动度也增大。关节盘常位于髁突的前内侧（图 2-4）。当关节盘向前或向内的程度增加时，关节的功能将发生改变。开口运动时，髁突向前移动，髁突与关节盘之间发生短距离的平移运动直到髁突再一次回到位于关节盘最薄的正常位置（中间带）。一旦髁突越过关节盘的后带平移至中间带时，关节负载产生的关节内压维持这一盘髁关系，关节盘随髁突滑动时也继续保持在该位置上。闭口运动时，关节盘相对于髁突的位置回复到原有的异常位置。闭口位的关节中，关节盘由于功能附着的牵拉而恢复自由运动。关节盘将受关节盘附着的牵拉以及自身形态的限制位于最前最内侧。

　　受到翼外肌上头的活动的影响，关节盘逐渐向前、向内移位，关节盘韧带更加拉长。由于关节盘后带持续变薄以及关节盘韧带持续拉长，关节盘可以完全移位并被限制在髁突的前端（图 2-4）。当这种情况发生时，髁突只能在关节盘后组织运动并对其产生压力，这将会导致疼痛的产生。

　　这一功能性位置关系的重要特征是，运动开始时髁突与关节盘之间发生一定程度的相对滑动，这种情况在正常的关节中并不会发生。在此类运动中，关节内压力的增大阻碍了髁突与关节盘间的光滑滑动。髁突在回到正常的盘突关系时，关节盘会卡住或受到轻度的束缚，而使髁状突产生一个突发的运动，弹跳到正常的盘突关系。关节盘的突发弹跳运动通常伴有关节弹响。当关节发生弹响后，正常的盘突关系将重新建立，并在后续的开口运动中维持。第二次弹响可能发生于闭口末期，关节盘重新发生错位。这称为"交互弹响"[50]，在关节盘发生错位后，髁突实际上是在关节盘后区进行功能性运动，此时髁突对关节盘后组织产生压力负载（图2-4）。

随着关节盘逐渐向前、向内错位，关节盘韧带进一步被拉长。随着关节盘后带持续变薄以及关节盘韧带持续拉长，关节盘可以进一步向前错位并卡在髁状突前方，通常伴有关节盘折叠成球状。这种情况发生时，最初可导致髁突向前运动受限，患者无法完全大开口。由于患者通常感觉关节绞锁在闭口位置附近，所以这种情况被称为"闭口绞锁"（图2-5）[50]。在下颌运动到开口受限的位点时，患者可能感到疼痛，但这种情况并不总是伴随疼痛[51-54]。

如果闭口绞锁持续出现，髁突总是位于关节盘后组织上。这些组织在解剖上并不受压，但常变形并形成功能性的"假关节盘"，但当压力负载时一些病人的盘后组织很可能发生损伤[55-57]。损伤的组织可能产生炎症和疼痛（盘后组织炎症）。

这种情况下疼痛并不一定会发生，认识到这点非常重要的。疼痛不是由关节盘引

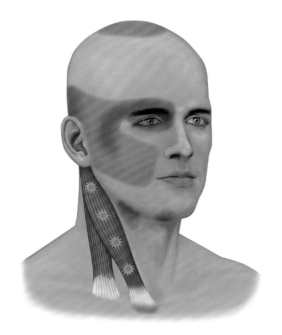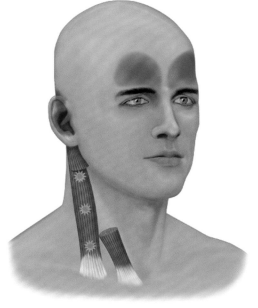

图2-2　胸锁乳突肌部的扳机点如何产生耳前区（颞下颌关节区）、眼部、前额以及耳部的牵涉痛（来源于Okeson[2]135）。

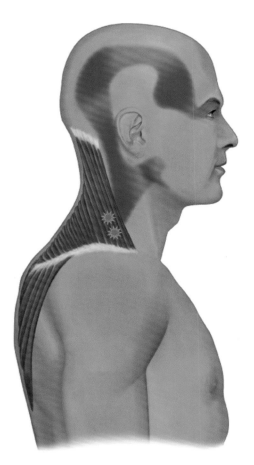

图2-3　斜方肌的扳机点（用"*"标注）如何产生耳后区、颞部以及下颌角处牵涉痛

起的，因为它没有神经。产生疼痛的结构是结缔组织，例如韧带以及神经分布丰富的盘后组织。如果关节盘突发位移而使这些结构受到即刻压力，可能会产生疼痛。相反，如果变化缓慢，那么这些组织通常可以适应，疼痛可能不会出现。

内源性结构紊乱的病因

导致关节盘韧带松弛或关节盘变薄的任何一种情况都可能产生盘突复合体的紊乱。其中最常见的因素之一就是创伤。我们需要考虑两种常见类型的创伤：大创伤和微小创伤。大创伤是指面部遭受突然的撞击使韧带受到快速牵拉，这方面文献中有翔尽的描述[58-71]。

微小创伤是指较长时间内多次重复的低水平压力所造成的创伤。可由肌肉高度兴奋所导致的关节负荷引起，如磨牙或紧咬牙[72-73]。尤其磨牙活动断断续续，组织无法产生适应性改变，微小创伤就会产生。而如果磨牙症状长时间存在，关节组织已经适应这种压力负荷，就不会产生微小创伤。事实上，大多数病人如果关节面压力负载逐步增加，会使组织产生适应性从而增加承受力[74-76]。

如前面章节描述，微小创伤可能是由于牙、颌不稳定状态下产生的关节负重导致。当牙、颌不稳定时，重荷负载压力（如紧咬牙）可能会导致髁突轻微移动进而使韧带受到微小创伤，韧带可能会被拉长，最终导致关节盘出现移位。需注意关节负荷的频率及强度将在很大程度上决定牙颌不稳定是否会导致关节盘紊乱的发生。因此，在相同的咬合关系中，夜磨牙且𬌗不稳定的患者发生疾病的可能性比不磨牙的患者要大。

有一个重要的问题：什么样的咬合关系与关节内结构紊乱有关？骨关节最稳定的位置是咬合时髁状突的最上最前位置正对关节结节后斜面，这个位置被认为是肌肉骨骼的稳定位置[2]（291-316）。这个位置是由升颌肌群的负荷所决定的。已经证实，如果某种咬合关系导致髁突在这种稳定的骨性位置关系中后移，那么关节盘的后带则会变薄[77]。

一些正畸医生认为导致上述问题的最常见的咬合关系为骨性 II 类深覆𬌗的错𬌗畸形。支持上述观点的学者认为如果为二类 II 分类的前牙关系，情况会更严重 [78-82]。然而，绝大部分的研究表明 II 类错𬌗畸形与关节内结构紊乱没有关系 [13, 83-89]。其他研究表明前牙的水平和垂直关系与关节盘紊乱疾病没有相关性 [90-94]。咬合因素并不是关节内结构紊乱的主要病因，而咬合导致关节盘移位的重要特征是患者牙齿紧咬时关节处于不稳定状态。因此，对于 II 类错𬌗畸形来说，一部分有可能建立关节的稳定状态（一种稳定的错𬌗关系），也有一部分则不行，每一种静态错𬌗类型都可能如此。

骨关节不稳定和关节内源性结构紊乱之间不是一种简单的关系。但重要的是，骨关节不稳定一定是一个潜在的致病因素。值得一提的是，正畸治疗对于骨关节不稳定来说是一种可行的治疗方案，但需要考虑这种不稳定性是否是导致颞下颌关节紊乱病的一个病因。

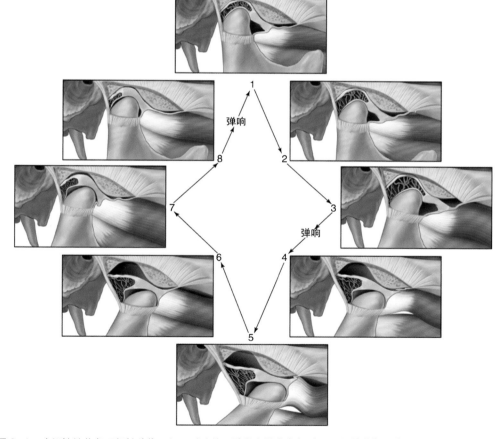

图 2-4 功能性关节盘可复性移位。闭口时（第一阶段）关节盘相对于髁突前移位。张口过程中髁突越过关节盘后带到达关节盘中间带，此时关节盘复位（第四阶段），在此阶段可出现弹响。在此之后的开口运动中髁突和关节盘功能正常。闭口过程中关节盘再次移位（第八阶段 – 第一阶段），二次弹响出现（交互弹响）（来源于 Okeson[2]145）

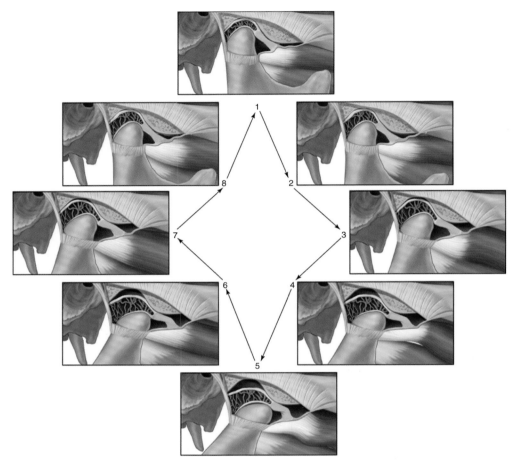

图 2-5　功能性关节盘不可复性移位，开口过程中盘突关系无法恢复正常，关节盘前移位。这种情况会出现下前伸运动运动受限（闭口绞锁），此时弹响消失（来源于 Okeson[2]146）

2.3.2.2　骨关节炎

当颞下颌关节内源性结构紊乱时，关节的组织结构通常也会受到相应的影响。最常见于盘后组织以及髁突和关节结节的骨关节表面。这些病理性改变可能造成组织的适应性变化或退行性病变，这些变化受到多种因素影响，包括变化的急缓、强度以及负荷的持续时间，还有一些重要生物和遗传因素可以调节患者修复组织的能力。

如果髁突的关节面受到影响，则关节下方的骨组织受到额外的压力而发生变化。在没有关节内源性结构紊乱的情况下也可以发生类似的变化。这些变化显示一类关节炎性疾病。最常见的 TMJ 关节炎类型是骨关节炎（有时称为退行性关节病）。骨关节炎表现为髁突和关节窝的表面骨质的破坏。它通常是机体对于过重的关节负荷的一种反应 [95]。随着压力负荷持续且关节表面开始软化（软骨软化），关节下骨组织的开始吸收。持续的退行性变可能导致软骨下皮质层的丧失，骨质吸收以及随后的骨关节炎的一系列影像学表现[96]。需要注意的是，影像学改变只有在骨关节炎的末期才能观察到，可能并不能精确地反映临床症状。

骨关节炎通常伴有疼痛，且下颌运动会加重疼痛。捻发音（多发关节摩擦音）也是一种常见的体征。骨关节炎可发生于关节过度负荷的任意时段，但通常伴随关节盘移位[97-98]或关节盘穿孔[99]。一旦关节盘移位，盘后组织受到破坏，髁突与关节窝直接接触导致破坏加速。随着时间的推移，关节表面致密的纤维组织被破坏，发生骨质变化。影像学显示，骨表面被侵蚀、变平。在此骨表面上发生的任何运动都会导致疼痛，因此会出现下颌运动受限。虽然骨关节炎在类别上属于炎症性疾病，但它不是真正的炎症。适当的治疗以及减少关节负荷之后，人体对关节炎状况可以产生一定适应性。这种适应的阶段则被称之为骨关节病[95, 100]。

其他类型的关节炎也会影响颞下颌关节。最常见的是风湿性关节炎，这是一种自身免疫性疾病，源于人体系统性因素。青少年风湿性关节炎会产生显著的关节变化以及严重的咬合问题。其他颞下颌关节炎性疾病的常见病因还包括创伤性炎症、传染性关节炎、银屑病、高尿酸血症（痛风），在此本章不作——叙述，其他的章节将会对颞下颌关节炎性疾病作进一步阐述[2]317-361。

2.4 颞下颌关节囊内结构的发展概况

颞下颌关节紊乱病遵行连续、渐进的病程，即从功能障碍的最初征兆到骨关节炎，详细过程见图 2-6。

虽然在逻辑上，这些病变是持续性发展的，但问题在于是否对于每一个病人来说，病变都是持续发展的。这是一个非常有意义的问题，如果所有患者的病程都按照这种方式持续发展，那么在关节的任何症状在第一次出现时就有必要进行专业的治疗。如图 2-6 中总结的，病变的发展是合乎逻辑的，也得到了临床支持[101-103]。然而，有临床纵向研究明确地指出一些颞下颌关节内结构紊乱可能只表现在某一个病变阶段，并不一定发展到下一阶段。在关节盘移位的任一病变阶段，患者可以达到一定程度的适应，病变不再出现进一步发展或破坏[104-105]。这点可以由很多患者多年来仅有单声或开闭口往返弹响且无其他症状证明[106]。决定哪些患者需要治疗的关键可能在于病变是否从

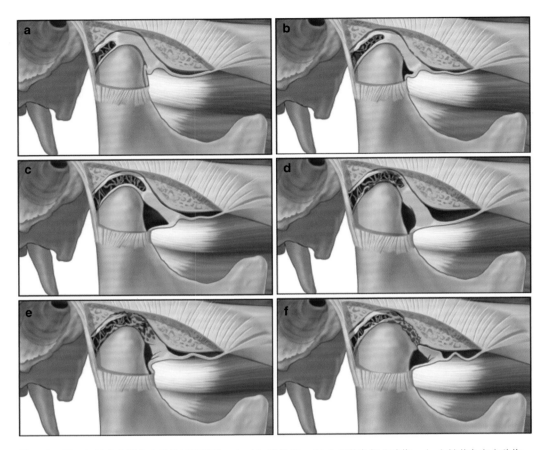

图2-6　颞下颌关节内结构紊乱的不同阶段。（a）正常关节，（b）关节盘部分移位，（c）关节盘完全移位，（d）盘后组织受压，（e）盘后组织炎症及损伤，（f）骨关节炎 [来源于 Okeson[2]156]

一阶段向下一阶段明显发展。疼痛是非常重要的一点，因为它提示了病变持续性进展。对任何一个病例来说，疼痛本身即是治疗的指征。因此，作者的观点是：对于伴有疼痛的关节症状的患者要及时进行治疗。治疗要针对控制疼痛以及减轻关节的负荷，从而使组织获得更好的重建修复并产生适应能力。治疗方面的内容不在本章讨论范围内，其他章节另有叙述。

结论

　　不论是在治疗前筛查阶段，正畸治疗阶段或是正畸结束后的保持阶段，颞下颌关节紊乱病都是正畸医生经常遇到的。每位正畸医生都需要对这类肌肉与骨骼的疾病有一个基本的了解，才能满足患者的治疗需要。本章的目的是阐述一些常见的颞下颌关节紊乱病的病理生理、病因以及临床特征。而不是阐述针对这类颞下颌疾病的具体的治疗方法。值得注意的是，绝大多数颞下颌关节紊乱病都可以通过保守的、可逆的方法成功地控制。这是在进行任何不可逆的治疗之前首先需要考虑的治疗方案。

　　虽然某些颞下颌关节紊乱病患者可能需要正畸治疗，但绝大部分并不需要，因为他们的咬合关系并不是造成颞下颌关节紊乱病的病因。此外，症状的改善可能仅仅是由于安慰剂效应、自发改善或是时间的流逝。因此，正畸医生在进行正畸治疗之前必须知道哪些颞下颌关节紊乱病患者可能因正畸治疗而得到好转，并且应在急性疼痛或功能异常的症状缓解之后才开始正畸治疗。前文提到的五种病因表明正畸治疗可能仅影响其中一种，即咬合关系。正畸治疗影响该因素的方式是通过建立稳定的骨关节位置关系，因为正确的正畸治疗可以在最稳定的关节位置建立稳定的咬合关系。这将为咀嚼系统建立稳定的骨关节位置关系，同时，也使颞下颌关节紊乱病的风险降到最低。由于正畸治疗总是在破坏现有的咬合和颞下颌关节的关系，所以正畸治疗结束目标应该是为每一位接受正畸治疗的患者建立起稳定的骨关节位置关系。

　　当正畸医生面对患有颞下颌关节紊乱病的患者时，在开始任何治疗前必须确定颞下颌关节紊乱病的病因。而不能简单地去假设患者的错𬌗畸形就是是导致颞下颌关节紊乱病的主要病因。无论对于病人还是医生来说，进行两年优良的正畸治疗后，病人说疼痛仍然存在是非常令人沮丧的。虽然正畸治疗是成功，但正畸医生仍然没有成功地治愈患者。因此，对于任何有症状的患者开始正畸治疗之前，临床医生需要确定，是否骨关节位置不稳定是该患者出现关节病的病因，因为这是唯一可以选择正畸治疗作为颞下颌关节紊乱病治疗方案的情况。

注意事项 ▶

1. TMD 体征和症状在一般人群中很常见，但只有一小部分需要治疗。
2. 正畸医生需要知道他们的治疗对咀嚼功能所带来的影响。
3. 五个公认的颞下颌关节紊乱病的病因。
4. 肌肉疼痛是正畸临床中最常见的颞下颌关节疼痛。
5. 关节内源性结构紊乱与颞下颌关节状况有关，关节音是最常见的临床症状。
6. 大多数颞下颌关节紊乱病的症状都可以通过保守治疗得到改善。
7. 正畸治疗的目标应该在于建立和保持稳定的牙颌位置关系。

参考文献

[1] De Leeuw R, Glasser G. Orofacial pain: guidelines for classifi cation, assessment, and management[J]. 5th ed. Chicago: Quintessence Publ. Co., 2013.

[2] Okeson J P. Management of temporomandibular disorders and occlusion[M]. 7th ed. St. Louis: Elsevier/Mosby Publishers, 2013.

[3] De Kanter RJAM, Kayser A F, Battistuzzi PGFCM, et al. Demand and need for treatment of craniomandibular dysfunction in the Dutch adult population[J]. J Dent Res, 1992, 71:1607 - 1612.

[4] Schiffman E L, Fricton J R, Haley D P, et al. The prevalence and treatment needs of subjects with temporomandibular disorders[J]. J Am Dent Assoc, 1990, 420(3):295 - 303.

[5] Pullinger A G, Seligman D A. The degree to which attrition characterizes differentiated patient groups of temporomandibular disorders[J]. J Orofac Pain, 1993, 7(2):196 - 208.

[6] Carlson C R, Okeson J P, Falace D A, et al. Comparison of psychologic and physiologic functioning between patients with masticatory muscle pain and matched controls[J]. J Orofac Pain, 1993, 7:15 - 22.

[7] Grassi C, Passatore M. Action of the sympathetic system on skeletal muscle[J]. Ital J Neurol Sci, 1988: 9(1):23 - 28.

[8] Okeson J P. Bell's oral and facial pain[J]. 7th ed. Chicago:Quintessence Publishers, 2014: 13 - 40.

[9] Kobs G, Bernhardt 0, Kocher T, et al. Oral parafunctions and positive clinical examination findings[J]. Stomatologijaissued by public institution "Odontologijos studija", 2005: 7(3):81 - 83.

[10] Smith S B, Maixner D W, Greenspan J D, et al. Potential genetic risk factors for chronic TMD: genetic associations from the OPPERA case control study[J]. J Pain Off J Am Pain Soc, 2011, 42(11 Suppl):T92 - 101.

[11] Segall S K, Maixner W, Belfer I, et al. Janus molecule I: dichotomous effects of COMT in neuropathic vs nociceptive pain modalities[J]. CNS Neurol Disord Drug Targets[J]. 2012, 41(3):222 - 235.

[12] Slade G D, Diatchenko L, Ohrbach R, et al. Orthodontic treatment, genetic factors and risk of temporomandibular disorder[J]. Semin Orthod, 2008, 44(2):146 - 156.

[13] McNamara J A, Jr Seligman D A, Okeson J P. Occlusion, orthodontic treatment, and temporomandibular disorders:a review[J]. J Orofac Pain, 1995, 9(1):73 - 90.

[14] McCreary C P, Clark G T, Merril R L, et al. Psychological distress and diagnostic subgroups of temporomandibular disorder patients[J]. Pain, 1991, 44:29 - 34.

[15] Keele K D. A physician looks at pain[M]. Weisenberg M. Pain, clinical and experimental perspectives. St Louis: The CV Mosby Co, 1975: 45 - 52.

[16] Svensson P, Graven-Nielsen T. Craniofacial muscle pain: review of mechanisms and clinical manifestations[J]. J Orofac Pain, 2001, 45(2):117 - 145.

[17] Mense S. The pathogenesis of muscle pain[J]. Curr Pain Headache Rep, 2003, 7(6):419 - 425.

[18] Simons DG. New views of myofascial trigger points: etiology and diagnosis[J]. Arch Phys Med Rehabil, 2008, 89(1):157 - 159.

[19] Mense S. Algesic agents exciting muscle nociceptors[J]. Experimental brain research Experimentelle Hirnforschung Experimentation cerebrale, 2009, 496(1):89 - 100.

[20] Okeson J P. Bell's oral and facial pain[M]//. 7th ed. Chicago: Quintessence Publishers, 2014:41 - 54.

[21] Lund J P, Widmer C G. Evaluation of the use of surface electromyography in the diagnosis, documentation, and treatment of dental patients[J]. J Craniomandib Disord, 1989, 3(3):125 - 137.

[22] Lund J P, Widmer C G, Feine J S. Validity of diagnostic and monitoring tests used for temporomandibular disorders [see comments][J]. J Dent Res, 1995, 74(4):1133 - 1143.

[23] Paesani D A, Tallents R H, Murphy W C, et al. Evaluation of the reproducibility of rest activity of the anterior temporal and masseter muscles in asymptomatic and symptomatic temporomandibular subjects[J]. J Orofac Pain, 1994, 8:402 - 406.

[24] Curran S L, Carlson C R, Okeson J P. Emotional and physiologic responses to laboratory challenges: patients with temporomandibular disorders versus matched control subjects[J]. J Orofac Pain, 1996, 40(2):141 - 150.

[25] Mense S. Considerations concerning the neurobiological basis of muscle pain[J]. Can J Physiol Pharmacol, 1991, 69(5):610 - 616.

[26] Mense S. Nociception from skeletal muscle in relation to clinical muscle pain[J]. Pain, 1993, 54(3):241 - 289.

[27] Okeson J P. Bell's oral and facial pain[J]. 7th ed. Chicago: Quintessence Publishers, 2014:287 - 326.

[28] Watanabe M, Tabata T, Huh J I, et al. Possible involvement of histamine in muscular fatigue in temporomandibular disorders: animal human studies[J]. J Dent Res, 1999, 78(3):769 - 775.

[29] Christensen L V, Mohamed S E, Harrison J D. Delayed onset of masseter muscle pain in experimental tooth clenching[J]. J Prosthet Dent, 1982, 48(5):579 - 584.

[30] Abraham W M. Factors in delayed muscle soreness[J]. Med Sci Sports, 1977, 9:11 - 20.

[31] Tegeder L, Zimmermann J, Meller S T, et al. Release of algesic substances in human experimental muscle pain[J]. Infl amm Res Off J Europ Histamine Res Soc, 2002, 51(8):393 - 402.

[32] Evans W J, Cannon J G. The metabolic effects of exercise-induced muscle damage[J]. Exerc Sport Sci Rev, 1991, 49:99 - 125.

[33] Byrnes W C, Clarkson PM. Delayed onset muscle soreness and training[J]. Clin Sports Med, 1986, 5(3):605 - 614.

[34] Bobbert M F, Hollander A P, Huijing P A. Factors in delayed onset muscular soreness of man[J]. Med Sci Sports Exerc, 1986, 48(1):75 - 81.

[35] High A S, MacGregor A J, Tomlinson G E. A gnathodynanometer as an objective means of pain assessment following wisdom tooth removal[J]. Br J Maxillofac Surg, 1988, 26:284.

[36] Tzakis M G, Dahlstrom L, Haraldson T. Evaluation of masticatory funciton before and after treatment in patients with craniomandibular disorders[J].J Craniomandib Disord Facial Oral Pain, 1992, 6:267 - 272.

[37] Sinn D P, de Assis E A, Throckmorton G S. Mandibular excursions and maximum bite forces in patients with temporomandibular joint disorders[J]. J Oral Maxillofac Surg, 1996, 54(6):671 - 679.

[38] Bakke M, Michler L. Temporalis and masseter muscle activity in patients with anterior open bite and craniomandibular disorders[J]. Scand J Dent Res, 1991, 99(3):219 - 228.

[39] Fricton J R, Kroening R, Haley D, et al. Myofascial pain syndrome of the head and neck: a review of clinical characteristics o, 164 patients[J]. Oral Surg Oral Med Oral Pathol, 1985, 60(6):615 - 623.

[40] Simons D G, Travell J. Myofascial trigger points, a possible explanation[J], Pain, 1981, 40(1):106 - 109.

[41] Mense S, Meyer H. Bradykinin-induced sensitization of high-threshold muscle receptors with slowly conducting afferent fi bers[J]. Pain, 1981(Supp, 1):S204.

[42] Simons D G, Mense S. Understanding and measurement of muscle tone as related to clinical muscle pain[J]. Pain, 1998, 75(1):1 - 17.

[43] McMillan A S, Blasberg B. Pain-pressure threshold in painful jaw muscles following trigger point injection[J].J Orofac Pain, 1994, 8(4):384 - 390.

[44] Travell J. Introductory comments[M]// Ragan C, editor. Connective tissues transactions of the fi fth conference.New York: Josiah Macy, Jr, 1954:12 - 22.

[45] Simons D G, Travell J G, Simons L S. Travell & Simons' myofascial pain and dysfunction: a trigger point manual[J]. 2nd ed. Baltimore: Williams & Wilkins, 4999: 67 - 78.

[46] Hubbard D R, Berkoff G M. Myofascial trigger points show spontaneous needle EMG activity[J]. Spine, 1993, 48(13):1803 - 1807.

[47] Fernandez-de-Las-Penas C, Galan-Del-Rio F, Alonso-Blanco C, et al. Referred pain from muscle trigger points in the masticatory and neck-shoulder musculature in women with temporomandibular disorders[J]. J Pain Off J Am Pain Soc, 2010, 41(12):1295 - 304.

[48] Giunta J L, Kronman J H. Orofacial involvement secondary to trapezius muscle trauma[J]. Oral Surg Oral Med Oral Pathol, 1985, 60(4):368 - 369.

[49] Wright E F. Referred craniofacial pain patterns in patients with temporomandibular disorder[J]. J Am Dent Assoc, 2000, 431(9):1307 - 1315.

[50] Farrar W B, McCarty W L Jr. The TMJ dilemma[J]. J Ala Dent Assoc, 1979, 63(1):19 - 26.

[51] Roberts C A, Tallents R H, Espeland MA, et al. Mandibular range of motion versus arthrographic diagnosis of the temporomandibular joint[J]. Oral Surg Oral Med Oral Pathol, 1985, 60(3):244 - 251.

[52] Tallents R H, Hatala M, Katzberg R W, et al. Temporomandibular joint sounds in asymptomatic volunteers[J]. J Prosthet Dent, 1993, 69:298 - 304.

[53] Dibbets J M H, van der Weele L T. The prevalence of joint noises as related to age and gender[J]. J Craniomandib Disord Facial Oral Pain, 1992, 6:157 - 160.

[54] Katzberg R W, Westesson P L, Tallents R H, et al. Anatomic disorders of the temporomandibular joint disc in asymptomatic subjects[J]. J Oral Maxillofac Surg, 1996, 54:147 - 153.

[55] Isberg A, Isacsson G, Johansson A S, et al. Hyperplastic soft-tissue formation in the temporomandibular joint associated with internal derangement. A radiographic and histologic study[J]. Oral Surg Oral Med Oral Pathol, 1986, 61(1):32 - 38.

[56] Holumlund A B, Gynther G W, Reinholt F P. Disk derangement and inflammatory changes in the posterior disk attachment of the temporomandibular joint[J]. Oral Surg Oral Med Oral Pathol, 1992, 73:9.

[57] Taskaya-Yylmaz N, Ogutcen-Toller M. Clinical correlation of MRI fi ndings of internal derangements of the temporomandibular joints[J]. Br J Oral Maxillofac Surg, 2002, 40(4):317 - 21.

[58] Harkins S J, Marteney J L. Extrinsic trauma: a significant precipitating factor in temporomandibular dysfunction[J]. J Prosthet Dent, 1985, 54(2):271 - 272.

[59] Moloney F, Howard J A. Internal derangements of the temporomandibular joint. III. Anterior repositioning splint therapy[J]. Aust Dent J, 1986, 31(1):30 - 39.

[60] Weinberg S, Lapointe H. Cervical extension-fl exion injury (whiplash) and internal derangement of the temporomandibular joint[J]. J Oral Maxillofac Surg, 1987, 45(8):653 - 656.

[61] Pullinger A G, Seligman D A. Trauma history in diagnostic groups of temporomandibular disorders[J]. Oral Surg Oral Med Oral Pathol, 1991, 71(5):529 - 534.

[62] Westling L, Carlsson G E, Helkimo M. Background factors in craniomandibular disorders with special reference to general joint hypermobility, parafunction, and trauma[J]. J Craniomandib Disord, 1990, 4(2):89 - 98.

[63] Pullinger A G, Seligman D A. Association of TMJ subgroups with general trauma and MVA[J]. J Dent Res, 1988, 67:403.

[64] Pullinger A G, Monteriro A A. History factors associated with symptoms of temporomandibular disorders[J]. J Oral Rehabil, 1988, 45:117.

[65] Skolnick J, Iranpour B, Westesson PL, et al. Prepubertal trauma and mandibular asymmetry in orthognathic surgery and orthodontic paients[J]. Am J Orthod Dentofacial Orthop, 1994, 405:73 - 77.

[66] Braun B L, DiGiovanna A, Schiffman E, et al. A crosssectional study of temporomandibular joint dysfunction in post-cervical trauma patients[J]. J Craniomandib Disord Facial Oral Pain, 1992, 6:24 - 31.

[67] Burgess J. Symptom characteristics in TMD patients reporting blunt trauma and/or whiplash injury[J]. J Craniomandib Disord, 1991, 5(4):251 - 257.

[68] De Boever J A, Keersmaekers K. Trauma in patients with temporomandibular disorders: frequency and treatment outcome[J]. J Oral Rehabil, 1996, 23(2):91 - 96.

[69] Yun P Y, Kim Y K. The role of facial trauma as a possible etiologic factor in temporomandibular joint disorder[J]. J Oral Maxillofac Surg Off J Am Assoc Oral Maxillofac Surg, 2005, 63(11):1576 - 1583.

[70] Arakeri G, Kusanale A, Zaki G A, et al. Pathogenesis of post-traumatic ankylosis of the temporomandibular joint: a critical review[J]. Br J Oral Maxillofac Surg, 2012, 50(1):8 - 12.

[71] Okeson J P. Bell's oral and facial pain[M]. 7th ed. Chicago: Quintessence Publishers, 2014: 327 - 369.

[72] Israel H A, Diamond B, Saed Nejad F, et al. The relationship between parafunctional masticatory activity and arthroscopically diagnosed temporomandibular joint pathology[J]. J Oral Maxillofac Surg Off J Am Assoc Oral Maxillofac Surg, 1999, 57(9):1034 - 1039.

[73] Nitzan D W. Intraarticular pressure in the functioning human temporomandibular joint and its alteration by uniform elevation of the occlusal plane[J]. J Oral Maxillofac Surg, 1994, 52(7):671 - 679.

[74] Milam S B, Schmitz J P. Molecular biology of temporomandibular joint disorders: proposed mechanisms of disease[J]. J Oral Maxillofac Surg, 1995, 42:1448 - 1454.

[75] Monje F, Delgado E, Navarro M J, et al. Changes in temporomandibular joint after mandibular subcondylar osteotomy: an experimental study in rats[J]. J Oral Maxillofac Surg, 1993, 51:1221 - 1234.

[76] Shaw R M, Molyneux G S. The effects of induced dental malocclusion on the fibrocartilage disc of the adult rabbit temporomandibular joint[J]. Arch Oral Biol, 1993, 38:415 - 422.

[77] Isberg A, Isacsson G. Tissue reactions associated with internal derangement of the temporomandibular joint: radiographic, cryomorphologic, and histologicstudy[J]. Acta Odontol Scand, 1986, 44(3):160 - 164.

[78] Wright W J Jr. Temporomandibular disorders: occurrence of specifi c diagnoses and response to conservative management[J]. Clin Observ Craniol, 1986, 4(2):150 - 155.

[79] Seligman D A, Pullinger A G. Association of occlusal variables among refined TM patient diagnostic groups[J]. J Craniomandib Disord, 1989, 3(4):227 - 236.

[80] Solberg W K, Bibb C A, Nordstrom BB, et al. Malocclusion associated with temporomandibular joint changes in young adults at autopsy[J]. Am J Orthod, 1986, 89(4):326 - 330.

[81] Tsolka P, Walter J D, Wilson RF, et al. Occlusal variables, bruxism and temporomandibulae disorder:a clinical and kinesiographic assessment[J]. J Oral Rehabil, 1995, 22:849 - 956.

[82] Celic R, Jerolimov V. Association of horizontal and vertical overlap with prevalence of temporomandibular disorders[J]. J Oral Rehabil, 2002, 29(6):588 - 593.

[83] Williamson E H, Simmons M D. Mandibular asymmetry and its relation to pain dysfunction[J]. Am J Orthod, 1979, 76(6):612 - 617.

[84] DeBoever J A, Adriaens P A. Occlusal relationship in patients with pain-dysfunction symptoms in the temporomandibular joint[J]. J Oral Rehabil, 1983, 40:1 - 7.

[85] Brandt D. Temporomandibular disorders and their association with morphologic malocclusion in children[M]// Carlson DS, McNamara JA, Ribbens KA. Developmental aspects of temporomandibularjoint disorders. Ann Arbor: University of Michigan Press, 1985: 279.

[86] Nilner M. Functional disturbances and diseases of the stomatognathic system: A cross-sectional study[J]. J Pedod, 1986, 40(3):211 - 238.

[87] Stringert H G, Worms F W. Variations in skeletal and dental patterns in patients with structural and functional alterations of the temporomandibular joint: a preliminary report[J]. Am J Orthod, 1986, 89(4):285 - 297.

[88] Gunn S M, Woolfolk M W, Faja B W. Malocclusion and TMJ symptoms in migrant children[J]. J Craniomandib Disord, 1988, 2(4):196 - 200.

[89] Dworkin S F, Huggins K H, LeResche L, et al. Epidemiology of signs and symptoms in temporomandibular disorders: clinical signs in cases and controls[J]. J Am Dent Assoc, 1990, 420(3):273 - 281.

[90] Ronquillo H I, et al. Comparison of internal derangements with condyle-fossa relationship, horizontal and vertical overlap, and angle class[J]. J Craniomandib Disord Facial Oral Pain, 1988, 2:137.

[91] Pullinger A G, Seligman D A, Solberg W K. Temporomandibular disorders. Part II: occlusal factors associated with temporomandibular joint tenderness and dysfunction[J]. J Prosthet Dent, 1988, 59(3):363 - 367.

[92] Pullinger A G, Seligman D A. Overbite and overjet characteristics of refined diagnositic groups of temporomandibulardisorders patients[J]. Am J Orthod Dentofacial Orthop, 1991, 400:401.

[93] Hirsch C, John M T, Drangsholt M T, et al. Relationship between overbite/overjet and clicking or crepitus of the temporomandibular joint[J]. J Orofac Pain, 2005, 49(3):218 - 225.

[94] John M T, Hirsch C, Drangsholt M T, et al. Overbite and overjet are not related to self- report of temporomandibular disorder symptoms[J]. J Dent Res, 2002, 81(3):164 - 169.

[95] Stegenga B, de Bont L, Boering G. Osteoarthrosis as the cause of craniomandibular pain and dysfunction:a unifying concept[J]. J Oral Maxillofac Surg, 1989, 47(3):249 - 256.

[96] Stegenga B, de Bont L G, Boering G, et al. Tissue responses to degenerative changes in the temporomandibular joint: a review[J]. J Oral Maxillofac Surg, 1991, 49(10):1079 - 1088.

[97] DeBont L G M, Boering G, Liem R S B, et al. Osteoarthritis and internal derangement of the temporomandibular joint: a light microscopic study[J]. J Oral Maxillofac Surg, 1986, 44:634 - 643.

[98] Mills D K, Daniel J C, Herzog S, et al. An animal model for studying mechanisms in human temporomandibular joint disc derangement[J]. J Oral Maxillofac Surg, 1994, 52(12):1279 - 1292.

[99] Helmy E, Bays R, Sharawy M. Osteoarthrosis of the temporomandibular joint following experimental disc perforation in Macaca fascicularis[J]. J Oral Maxillofac Surg, 1988, 46(11):979 - 990.

[100] Boering G. Temporomandibular joint arthrosis: a clinical and radiographic investigation[D]. Groningen: University of Groningen, 1966.

[101] Farrar W B, McCarty W L. A clinical outline of temporomandibular joint diagnosis and treatment[J]. 7th ed. Montgomery: Normandie Publications, 1983: 191.

[102] McCarty W L, Farrar W B. Surgery for internal derangements of the temporomandibular joint[J]. J Prosthet Dent, 1979, 42(2):191 - 196.

[103] Wilkes C H. Arthrography of the temporomandibularjoint in patients with the TMJ pain-dysfunction syndrome[J]. Minn Med, 1978, 61(11):645 - 652.

[104] Akerman S, Kopp S, Rohlin M. Histological changesin temporomandibular joints from elderly individuals: An autopsy study[J]. Acta Odontol Scand, 1986, 44(4):231 - 239.

[105] Kircos L T, Ortendahl D A, Mark A S, et al. Magnetic resonance imaging of the TMJ disc in asymptomatic volunteers[J]. J Oral Maxillofac Surg, 1987, 45(10):852 - 854.

[106] Magnusson T, Egermark I, Carlsson G E. A longitudinal epidemiologic study of signs and symptoms of temporomandibular disorders fro, 15 to 35 years of age[J]. J Orofac Pain, 2000, 44(4):310 - 319.

03

正畸患者颞下颌关节紊乱病的筛查

Charles S. Greene and Gary D Klasser

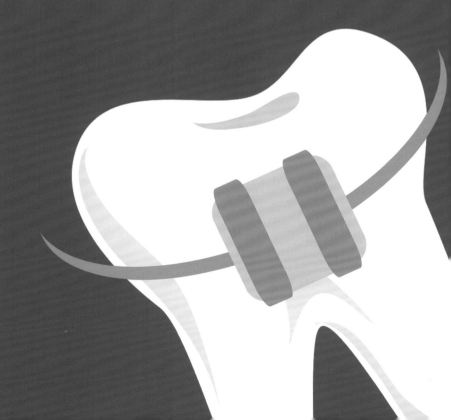

3.1 概述

患者在开始正畸治疗之前，必须进行彻底的口腔检查。传统的口腔检查包括三个主要部分：①龋病史和目前的牙齿患龋情况；②既往牙周病史和目前的牙周情况；③口腔癌筛查和软组织检查。

然而，上述检查应该还包括一项，即口腔颌面部区域的评价，尤其是颞下颌关节（TMJ）和相关肌肉骨骼结构的评价。这种评价的主要关注点是确定患者是否患有颞下颌关节紊乱病（TMD）。对于这个问题，美国正畸医师协会在其临床指南[1]中只有一个简短的建议：我们应该检查颞下颌关节和相关肌肉的功能是否正常，是否患有疾病。

显然，这个建议很局限，正畸医生甚至不知道需要做什么检查来筛查颞下颌关节紊乱病。此外，它也没有说明在检查期间发现患者有颞下颌关节紊乱病的迹象或者症状的情况下应该做什么。在本章中，作者将重点讨论可能患有颞下颌关节紊乱病的正畸患者在进行正畸治疗前如何进行合适的筛查。此外，作者还将讨论美国牙科协会（American Dental Association ADA）和其他组织过去推荐的筛查方式。通过观察检查中出现的各种轻微或严重的反应来获得一些建议。

除了需要对所有潜在的正畸患者进行常规筛查以确定颞下颌关节紊乱病存在之外，正畸医生还必须面对一些有可能存在口颌面疼痛症状的患者。以下三种情况可能发生在每一次正畸诊疗过程中：

（1）正畸医生可能碰到一名主诉就是颞下颌关节紊乱病的患者。

（2）正畸治疗期间可能出现颞下颌关节紊乱病的体征和症状。

（3）正畸治疗结束后患者可能出现颞下颌关节紊乱病。

为了应对这些可能性，正畸医生需要知道如何采集病史并对患有任何上述口颌面疼痛症状的患者进行临床检查。临床上我们可以见到许多不同类型的口颌面疼痛，这其中包括各种类型的头痛病症。因此，本章以及本书的重点就是研究颞下颌关节紊乱病及其相关的疼痛，因为它是正畸医生在临床诊疗中碰到的最普遍的需要处理的疾病。某些种类的颞下颌关节紊乱病的诊断需要仔细进行鉴别，因为许多医疗行为和牙齿问题都可能引起口颌面疼痛；其中一些症状与颞下颌关节紊乱病的症状非常类似。虽然正畸医生不想在他的诊室中碰到颞下颌关节紊乱病问题，但是，对于患者的主诉还是应当作出一个可能的诊断。这样做有利于在后面的转诊中避免一些不必要的麻烦。

用于一个可能存在颞下颌关节紊乱病疼痛的个体的鉴别诊断方法和单纯用于筛查颞下颌关节紊乱病病症状的方法是有重大差异的。此外，颞下颌关节紊乱病筛查一般只针对新患者，只有当最初出现这些问题或在治疗过程中出现颞下颌关节紊乱病问题时才需要更完备的评估。在下一节中，我们将简要回顾如何评估主诉为主诉为疼痛的患者的完整检查方案，然后将对颞下颌关节紊乱病筛选方案，以及如何处理该过程中获得的结果进行全面讨论。

3.2 原发及继发颞下颌关节紊乱病患者的评估

美国颌面部疼痛学会（American Academy of Orofacial Pain，AAOP）将颞下颌关节紊乱病定义为"一组涉及颞下颌关节、咀嚼肌和所有相关组织的肌肉骨骼和神经肌肉疾病"[2]。如前所述，与这些疾病相关的体征和症状通常类似于由其他非肌肉骨骼来源（神经系统、神经血管、肿瘤和腺体）的疾病。这些共同点可能会让没有接受过这方面培训的正畸医生感到迷惑不解。不幸的是，在诊疗过程中误解、误诊、误治的情况常常发生，而这些对潜在的发病率和死亡率都会有影响，所以对于正畸医生来说，能够执行这种初步的鉴别诊断是重要的[3]。AAOP指南[2]中有关于如何进行这种类型疾病的检查诊断的介绍，这对于从业人员来说是一个很好的参考。

因此，如果患者出现颞下颌关节紊乱病的体征/症状，正畸医生将面临两种选择。他们可以在开始正畸干预之前为该患者治疗颞下颌关节紊乱病问题，或者将患者转诊给在颞下颌关节紊乱病和口面疼痛领域的专家。如果选择治疗该个体，则应根据目前所参考的颞下颌关节紊乱病诊断和治疗指南进行[2]。同时我们应该知道，根据最新的文献综述，正畸治疗既不是导致颞下颌关节紊乱病的原因也不能够治愈颞下颌关节紊乱病（见第6章），因此治疗时尽可能使用可逆和保守的治疗方式，例如药物治疗、物理治疗、口腔矫治器和自我维护等。

对于颞下颌关节紊乱病，进行一个完整和全面的评估的重要性不言而喻，因为只有遵循该原则，正畸医生才能作出合适的诊断并提供适当的治疗策略。颞下颌关节紊乱病病史评估的部分应该类似于我们的其他医学同事所进行的那样。病史记录要有逻辑性，从患者的主诉开始。同时，主诉的症状应按照患者表达的严重程度进行记录，并以系统的方式记录每个症状的详细信息，这其中应包括疼痛的位置、发病日期、发病的方式（自发或刺激诱发）、性质、频率、持续时间和强度（基于 0 = 无疼痛，10 = 最高级别疼痛，或使用一端标记为"无疼痛"，另一端标记"最高级别的痛苦"的 10 cm 线的视觉模拟标尺）。此外，还应该询问导致疼痛减轻、加重、加速的因素，疼痛随时间变化的情况，以往的治疗结果，以及任何相关问题。

最后，重要的是询问患者是否具有在颞下颌关节紊乱病患者中经常发现的任何已知的共病情况，例如某些头痛、情感障碍（焦虑和抑郁）和非器质性（功能性）障碍如纤维肌痛、肠易激综合征、间质性膀胱炎 / 膀胱疼痛综合征、慢性盆腔疼痛和外阴痛[4-5]。

接下来的询问应该针对常规医疗病史、牙科医疗病史和心理疾病史。常规医疗病史询问应包括以前的手术史、住院史、创伤史、发育和获得性疾病史、睡眠障碍和睡眠相关的呼吸障碍、过敏史和药物使用情况（包括处方药、非处方自购药物、草药和维生素补充剂，乃至非法药物的使用）等等。牙科病史应该包括牙科疾病史、治疗的情况等。然后应该进行心理方面问题的询问，包括讨论社会、行为和心理问题；职业、娱乐和家庭状况；诉讼、残疾或次要收益问题等。

接下来，必须对该区域进行全面的身体检查。这包括对头颈部的全面检查，颞下颌关节矫形治疗的评估（利用囊内声音），颈椎评估，咀嚼肌和颈部肌肉评价，颅脑神经问题包括神经血管、感觉和运动神经的评估，口内评估（硬组织和软组织）。

辅助检查有时候是必须的，因为它能够明确诊断。常规的辅助检查有牙科成像（咬合片、根尖片和全景片）和医学成像（计算机化断层扫描、锥束计算机断层扫描、磁共振成像、放射性核苷酸和超声检查）[6]。

另外一种辅助检查是颞下颌关节成像，尤其适用于下列情形：当病史采集或检查或两者都提示进行性的病理性关节病；重大功能障碍或一定范围内的下颌位置改变；咬合经常或者突然发生变化（前牙开𬌗，后牙开𬌗和下颌移位）。其他的辅助检查还有诊断麻醉和血清学测试等。

这里，作者提供了一个治疗原发性、继发性以及治疗后出现颞下颌关节紊乱病的方案表（表 3.1）。如果想详细了解病史记录和临床检查过程，可参考这些文献[7-9]。

表 3.1　正畸诊疗中颞下颌关节紊乱病（TMD）体征和症状的管理方法

治疗之前	1. 如果患者有 TMD 的体征和症状，则应告知患者正畸治疗不会解决这些问题 2. 应注意当前 TMD 体征和症状，并进行仔细的临床检查，询问并记录完整的 TMD 病史 3. 如果现有的 TMD 处于急性期且症状很严重，应该推迟正畸治疗，直到病情稳定或 TMD 治愈
治疗期间	1. 有意识并能够发现 TMD 的体征和症状 2. 告知患者 TMD 不一定是一个很严重的问题，在大多数情况下，通过保守治疗，症状将随着时间的推移而改善 3. 一旦发现 TMD，主动正畸治疗应推迟。并应由正畸医生或 TMD 专家共同治疗 TMD 4. 一旦 TMD 症状减轻或得到控制，可以恢复主动正畸治疗，但需要考虑改变治疗方式（比如减少头帽上的力，停止弹性牵引或减小弹性牵引的力，使用口腔 TMD 治疗工具等）
治疗后	在整个保持期间，应监测患者的体征和症状。如果出现症状，应提供适当的治疗

3.3　以往的和当前推荐的颞下颌关节紊乱病筛查表格或筛查准则

为了检查所有牙科患者是否患有颞下颌关节紊乱病，第一份正式的颞下颌关节紊乱病调查问卷出现了，它由 1982 年 ADA 主席会议的会议记录总结而成，附于会议论文集的末尾并被 ADA 杂志引用[10]。该会议建议的病史采集问题和检查流程见表 3.2。虽然有些问题可能有助于筛查颞下颌关节紊乱病，但其问题太过于繁冗（比如：曾经是否受过伤害，有过关节炎吗？），很多问题几乎没有任何实际意义。最后，由于发行范围有限，因此这份问卷调查并没有得到临床牙医的广泛使用。后来，各种筛查颞下颌关节紊乱病的方法不断出现并取得了部分成功。1986 年，某商业公司开发了一个调查问卷"TMJ Scale"，用于在私人牙科诊所中筛查颞下颌关节紊乱病，并刊登在一本受欢迎的杂志上；

表 3.2　被推荐的（1982 年）用来筛查患者 TMD 的方案

TMD 既往史的筛查	TMD 的检查
你有张嘴困难吗？ 你是否听到关节内有响声？ 你的下巴会不会突然间"卡住"动不了，或"卡住"后能回复正常？ 你的耳朵或脸颊疼痛吗？ 你咀嚼时疼痛吗？　张大嘴时疼痛吗？ 你合时有不舒服或不正常的感觉吗？ 你的下巴、头部或颈部受过伤吗？ 你有过关节炎吗？ 你以前是否曾接受过 TMD 治疗？	检查面部的对称性 下颌运动的评估 轻柔地触诊肌肉或关节 触诊是否有咔哒音、捻发音，观察是否有不协调的异常运动

来源于颞下颌关节紊乱病检查、诊断和治疗主席会议报告[10]。

表 3.3　TMD 筛查指南

TMD 筛查指南
1. 在过去 30 天，你任一侧的下巴或颞下颌关节区域是否有疼痛，疼痛平均持续多久？ a. 不痛 b. 持续时间很短，最多不超过一个星期，会自行停止 c. 持续疼痛
2. 在过去 30 天，你在醒来时是否会感觉到下巴疼痛或者僵硬？ a. 不会 b. 会
3. 在过去 30 天，做下面这些运动时,任一侧的下巴或颞下颌关节区域的疼痛情况是否会改变(变好或更糟糕)？ A. 咀嚼硬或者韧的食物时 a. 不会 b. 会 B. 张开嘴巴或向前或向侧面移动你的下巴时 a. 不会 b. 会 C. 牙齿咬紧、刷牙、磨牙或嚼口香糖时 a. 不会 b. 会 D. 其他下颌活动，如说话、接吻或打呵欠时 a. 不会 b. 会
问题 1 至 3A 构成筛选指南的短版本，问题 1 至 3D 构成长版本。选 "a" 记 0 分，"b" 记 1 分，"c" 记 2 分。

来源：Gonzalez et al [13]。版权所有 ©2011 美国牙科协会。

然而，这个由 97 个问题组成的调查问卷非常烦琐，不适合在牙科诊疗中常规使用 [11]。同年，Kleinknacht [12] 提出了一个包含 14 个问题的筛选方法，但同样存在很多局限，例如：不同检测者间的一致性（interexaminer reliability）范围（百分比）为 50%～92%，缺乏诊断参考标准，没有心理学评估等。

类似的问题出现在随后的几个问卷中，人们还是没有找到可以用于检测普通牙科患者群体中颞下颌关节紊乱病问题的有效问卷。过去的这些尝试在 Gonzalez 等的一篇文章中（表 3.3）得到了很好的总结 [13]，因此这里不再进一步讨论。2011 年，几位学者提出了一个新颖的颞下颌关节紊乱病筛查形式，它分为短（三个项目）和长（六个项目）两个版本（图 3-1）。通过使用心理学测量方法进行项目选择，并在 504 名参与者中测试了它的有效性，其结论表明，所选择的项目表现出优异的内容有效性。其杰出的可靠性、灵敏性和特异性证明了该问卷适合在任何临床诊疗过程中使用。

除了文献中作者提供的这些颞下颌关节紊乱病筛选表格外，还有一些牙科组织（学院、公司、研究机构等）提供了一些其他的筛查方法。美国解剖学院委员会提供了一个包含了 15 个项目的问卷，并发表在他们自办的杂志中 [14]。2008 年，欧洲颅骨下颌骨不调学会（EACD）则制作了一个极其精简的包含 4 个项目的问卷，并建议只要发现颞下颌关节紊乱病的阳性指征都应该进行更深入的检查 [15]。同期，各专攻咬合问题的研究所和学习俱乐部也总结了一些各自用于检查新患者中颞下颌关节紊乱病问题的方案，并提供了一些建议。例如：佛罗里达州的 Pankey 和 Dawson 俱乐部强调了检查过程中观察的重要性，包括观察在正中关系位和牙尖交错位下颌骨的放置；观察颞下颌关节 "负载" 后，如水平向后和侧向推动下颌时颞下颌关节的反应 [16]。其他研究团队（Spear，Kois）则使用所谓的 "去程序夹板"，它可以允许下颌骨移动到一个肌肉相对 "放松" 的位置。根据这一去程序化的结果，从而判断是否需要通过不可逆的咬合治疗来改变颞下颌关节关系 [17]。另外，拉斯维加斯研究所提出了 "神经肌肉牙科学" 的概念，即利用电子诊断仪器来分析下颌和颞下颌关节的关系。该电子诊断仪器由电刺激器、下巴跟踪器、电动记录仪和录音机四部分组成，通过检测可以确定颞下颌关节紊乱病患者中谁需要预防性咬合治疗，谁需要永久性咬合治疗 [18]。然而，许多已发表的文章表明，使用这些电子设备存在诸多局限和问题 [19-23]。显然，所有这些检查指南都是各个组织机构根据自己的理念而制订的，因此，很难将这些检查结果作为判断下颌位置好坏的可靠依据，更不用说作为筛查颞下颌关节紊乱病的方法。此外，在实施不可逆的永久性咬合治疗时，单纯使用上述的这些诊断指南是比较武断的，应该寻找更科学的证据来支持。

3.4　检查中发现颞下颌关节紊乱病阳性体征时的应对措施

　　在对新接诊的正畸患者进行筛查的过程中，不可避免会遇到一些临床问诊或者口颌系统检查颞下颌关节紊乱病指征阳性的病人。那么，问题来了，检查中什么程度的阳性结果可以确诊为颞下颌关节紊乱病？

　　这个问题首先困扰的是早期从事颞下颌关节紊乱病流行病学研究的人员，他们需要得到一般人群中颞下颌关节紊乱病的流行情况。早期的研究中，Helkimo 等使用自己发明的诊断指标，得出的颞下颌关节紊乱病发病率高得惊人，常常超过被调查人口的 50%[24]。其主要原因是纳入标准过低，各种有轻微疼痛主诉、颞下颌关节弹响或者开口型异常等表现的患者都被纳入其中。随着时间的推移，这种方法被 Greene 和 Marbach[25] 以及其他一些学者所质疑，随后，荷兰的 de Kanter 提出了更为合理的基于全国的调查数字[26]。像"临床症状显著"或"需要治疗"这样的术语成为确定人们是否真有颞下颌关节紊乱病疾病的标准，而不仅仅是检查结果与理想或正常的数值有差异。因此，大多数颞下颌关节紊乱病的现代流行病学研究认为在一般人群中有颞下颌关节紊乱病且需要得到专业治疗的患者比率不超过 10%[27-29]。

　　颞下颌关节紊乱病的筛查应该从询问既往史和现病史开始。第一个问题通常是："你是否曾经被诊断为颞下颌关节紊乱病或曾经因此接受过治疗？"假设答案是"否"，那么应询问患者是否发生过任何类型的非牙源性的面部疼痛。通常为了有助于颞下颌关节紊乱病的诊断，应该详细询问这个问题，比如疼痛的性质、频率、部位，是否影响咀嚼等下颌功能，以及是否只在长时间牙齿接触或过度咀嚼口香糖时才发生。许多人可能都会有轻微的某种类型面部疼痛的经历，但这通常与牙及牙槽有关。因此，对疼痛问题的肯定回答对于颞下颌关节紊乱病的确诊还远远不够。

　　要问的下一个症状是颞下颌关节是否有弹响。如果回答是"是"，接下来应问：弹响什么时候开始？有没有变得更频繁或者更响？是否伴随着疼痛？张闭口时下巴是否"卡住"？是否看过内科医生或牙医？

　　病史采集的另一部分是询问口颌功能。一般应该询问患者嘴巴张大时是否受限；

如果答案是"是",则还应该问这种症状是一直存在还是随着时间的推移有所变化。此外,还应该询问患者在进行正常功能运动,如咀嚼硬食物、在合唱团歌唱、打呵欠大张嘴、咀嚼口香糖等,或是在长时间的牙齿接触时是否会产生疲劳和疼痛。如果有这样的症状,症状是持续性的还是一过性的? 再次强调,这些症状可能没有任何意义,但也可能代表着严重的功能受限。

病史采集完成后,临床医生需要通过体格检查来检查颞下颌关节紊乱病的体征(如果可能的话,将体格检查与症状联系在一起)。 首先需要检查的是颞下颌关节是否有咔哒声、撞击声以及其他的关节音,这些可以通过触诊和听诊器来实现。临床医生可能对在检查中关节音的发生率之高感到惊讶,但患者并没有发现这些症状。 如果关节音是单纯的弹响,一般是由于髁突的位置超过关节盘的后带,通常声音在开口时较大而在闭口时更柔和。 如果声音是摩擦音或捻发音,应询问患者有无其他关节的关节炎病史, 如果颞下颌关节是唯一出现摩擦音的关节,那么可以询问患者在此之前该区域是否有疼痛发作。 在没有显著的疼痛和功能障碍的情况下,不需要使用影像学检查。

通过连续的触诊,可以发现咀嚼肌和两侧颞下颌关节的压痛。但是,需要再次强调的是不是每一个阳性体征都意味着患者的肌肉或关节有问题。明智的问法应该是:"你是否对这个区域有压痛感到意外? 你之前注意到这个地方有疼痛或压痛吗? "而这些问题有助于发现哪些异常是显著的。另外,在触诊时,建议先触诊邻近的一些不易引起疼痛的区域从而判断患者是否疼痛阈值很低或者很敏感。下一个客观评价是观察和测量下颌的开口运动、侧方运动和前伸运动。有时可以发现下颌在开口运动过程中偏离了中线,而在最大开口位时又回到中线上,当然也有在最大开口位时下颌仍偏向一侧的情况。对于开口受限的患者要询问他们自己是否意识到这个问题,有许多患者可能会回答你他们没有意识到或是他们一直是这样的,然而有些人可能会说开口受限的症状越来越严重了。这是一个重要的发现,因为后者可能是严重关节疾病的表现,需要进一步检查。

在收集完上述的这些信息后,临床医生需要对每个患者身上的阳性症状是轻微的还是显著的作出判断。虽然这两个类型之间没有绝对清晰的界线,但我们需要考虑一些普遍的生物学特性。 首先,我们应当认识到许多人都会在身体的不同部位出现短暂的骨性不适和功能障碍,其中大部分是可以自愈的,从这个角度来说,颞下颌关节系统也是类似的,因此轻微的短暂性下颌疲劳或疼痛不能被诊断为临床症状显著。 从客观方面而言,如无痛性颞下颌关节弹响或捻发音、开口偏斜和某个区域触痛等现象在大多数情况下是无法通过任何合理的治疗而治愈的。因此,它们应被单纯地定义为"不完美"，而达不到临床症状显著的标准。

另一方面，对于前面所提到的无论是检查中发现的还是由患者主诉的显著颞下颌关节紊乱症症状都应在任何正畸诊断或治疗前处理（见"口面部疼痛病人的评估"）。如果正畸医生不方便处理这样的问题，则需要转诊给其他合适的医生。在某些情况下，即使通过专业的治疗，患者可能还是会出现一些不明显的或复发性的颞下颌关节紊乱病症状，在这种情况下医生必须做出决定，是继续按照典型的正畸治疗方案进行治疗还是采取妥协的治疗方案。在任何时候,病历记录中必需包含知情同意书并由病人签字，同时，正畸医生还应在记录中列出所有检查的阳性结果，并指明在正畸之前需要采取治疗措施（如果有的话）。

3.5 正畸医生如何处理专门基于颞下颌关节紊乱病问题的咨询

每个正畸医生手上都会有一些由其他牙医转诊的颞下颌关节紊乱病患者。大多数此类患者转诊的原因是他们有一些形态上或功能上的错𬌗畸形，所以他们的医生就推测这些错𬌗畸形是造成颞下颌关节紊乱病症状的病因。由于人群中许多人有"未治疗的咬合问题"，所以在颞下颌关节紊乱病患者中同时伴有错𬌗畸形也就不足为奇了。在作者的最近一项研究中发现，美国和加拿大的许多牙科学校在口颌面疼痛和颞下颌关节紊乱病方面没有提供足够的学习和培训机会 [30]。 因此，全科牙医并没有机会学习当代颞下颌关节紊乱病的病因及治疗方面相关的知识，而这也是他们寄希望于通过正畸医生的正畸治疗来解决这些关节问题的原因。

然而，绝大部分正畸相关文献和颞下颌关节紊乱病相关文献否定了咬合不协调和某些特定的上下颌关系可以导致颞下颌关节紊乱病症状发展的观点。我们希望读者全面阅读这里引用的正畸 / 颞下颌关节紊乱病的综述，以确认这一重要事实 [31-33]。 此外，大部分的人都认为颞下颌关节紊乱病是一类复杂的肌肉骨骼疼痛综合征，与其他躯体性疼痛综合征有许多共同特征，并且它们的病因学基础是复杂的且多因素的 [34-35]。 因此，接受基于颞下颌关节紊乱病转诊的病人时，正畸医生必须能够准确地对病人和转诊医生作出回复。患者需要知道什么是最好的治疗方式（不一定是正畸治疗），并且转诊的医生需要理解正畸医生为什么不提供他们所期望的正畸治疗。 涉及的部分应全部完成，没有遗漏。很明显，正畸医生需要对这类情况的所有问题有全面深入的理解。如果正畸医生决定在他的诊所内为颞下颌关节紊乱病的患者先进行正畸治疗，那么这对于当地社区的牙科医生以及患者本身来说都可能是福音。 然而，如前所述，采取的治疗必须是基于证据的保守性治疗，并且符合颞下颌关节紊乱病领域当前的诊断和治疗标准 [2]。 如果这不可行，则需要进行适当转诊。

3.6 在正畸治疗过程中发生的颞下颌关节紊乱病问题

目前大多数正畸患者是青少年，由于许多颞下颌关节紊乱病的问题是在青少年期间开始的，因此正畸治疗过程中伴发的颞下颌关节紊乱病问题对于正畸医生来说是一个挑战。 首先要考虑的第一个问题是正畸治疗过程中患者主诉的疼痛和/或功能障碍确实是巧合，还是由于正畸治疗施加的力造成的。 不管是哪一种情况，都建议停止所有的主动加力治疗并基于现有的症状采取保守治疗。当再次恢复正畸治疗后如果关节症状复发，那么这种颞下颌关节紊乱病可能与正畸治疗相关。 在这种情况下，可能需要改变正畸治疗方案，治疗的效果也将有所妥协。

如果颞下颌关节紊乱病症状严重到需要转诊给其他医生，那么正畸医生将面临选择合适医生的困境。 幸运的是，目前在美国和加拿大有 13 个口颌面疼痛方面的研究生项目和大约相同数量的口腔药学研究生项目，这些项目的毕业生通常有资质处理大多数颞下颌关节紊乱病问题。 如果这些项目的教学中心位于同一社区，那么明智的做法是将您的患者转诊给他们。然而，这些教学中心的毕业生人数很少并且地理分布有限，普通患者可能不能获得这种专业水平的治疗。

因此，正畸医生可能需要寻找他们附近其他有资质的医生，就目前而言这不是一件容易的事。在排山倒海的互联网和报纸广告宣传下，各种各样的牙医都宣称自己是"颞下颌关节紊乱病的专家"，同时迷惑了患者和牙科医生。由于 ADA 在这一领域并没有设置特别的专业标准，因此没有明确的标准去比较哪一个医生更好。 下面提供了一些有用的建议，可以参考：

（1）颞下颌关节紊乱病是一个复杂的学科领域，要寻找大学里接受过口腔药物、口腔病理学或口颌面疼痛等小课程训练的牙科医生。警惕那些在各种继续教育班或学习俱乐部接受短期速成班培训的医生。

（2）考虑转诊给当地的口腔颌面外科医生或是经历过住院医师全科培训的全科口腔医生，因为这些医生有在医院工作的经验并且接受过一些疼痛治疗的医学培训。

最后应注意的是，当在一个新的社区提供诊疗服务时，正畸医生应该花一些时间来寻找和拜访这些以后的口腔医疗合作伙伴。判断合作伙伴对颞下颌关节紊乱病患者是否有过度治疗倾向（包括不必要的下颌再定位以及咬合重建）是很重要的。类似地，也应该注意口腔颌面外科医生是否喜欢进行一些不合理的囊内手术，而不遵循保守治疗的原则（参见第9章）。

3.7 在正畸治疗后发生的颞下颌关节紊乱病问题

概率定律使得每个正畸医生都会遇到一些在正畸术后的某个时间点发生颞下颌关节紊乱病症状的患者。由于颞下颌关节紊乱病的年发病率大概为2%，并且非颞下颌关节紊乱病患者中还有许多人会时不时地经历各种暂时性的颞下颌关节紊乱病症状，因此正畸医生一定会面临这样的问题[36-38]。如前所述，许多青少年（尤其是女性）是首发颞下颌关节紊乱病的主要人群。如果这些患者曾经接受过正畸治疗，那么正畸医生和转诊医生都可能认为这两者存在联系。即使是有颞下颌关节紊乱病症状的成年人，他们的牙医也会询问他们是否在青少年时期接受过正畸治疗，因为许多牙医认为这些现象之间存在因果关系。搜索互联网上关于这方面的信息一定会令人产生更多的疑惑，因为对此有大量的不同观点。

因此，正畸医生将面临双重挑战，一方面是与患者和牙医的充分沟通，另一方面是要帮助患者获得适当的颞下颌关节紊乱病治疗。在前面的部分中，我们已经讨论了获得这种治疗的各种可能性，因此这里不再重复。然而，由于一些原因，沟通交流可能是困难的。在与患者的牙科医生交谈的过程中，正畸医生可能要克服他们各种错误的理解和观点。除了通常认为的正畸治疗是颞下颌关节紊乱病的可能病因之外，还包括了这些牙医可能在继续教育课程或是特定牙科学习俱乐部中学习到的关于颞下颌关节紊乱病与正畸关系的各种不科学的观点。如果牙科医生认为颞下颌关节紊乱病问题可以归因于拔牙，或是不完善的正畸治疗（正中关系、正中𬌗不调），或是不能建立后牙区的咬合分离，那么这些想法可能就会传递给他或她的病人。

因此，正畸医生需要知道存在于正畸专业范围内和部分全科范畴内的所有相关争议。假定患者的治疗是符合正常的治疗标准的，并且最终结果也在理想范围内，那么关于正畸－颞下颌关节紊乱病关系的定义非常清楚：正畸治疗通常不会引起也不会治愈颞下颌关节紊乱病疾病，所以偶然发生的关节症状不能归因于正畸治疗[31-33, 39]。

注意事项

1. 将颞下颌关节紊乱病的筛查作为正畸治疗初始诊断的一部分是最基本的要求。

2. 正畸医生需要对临床中发现的异常表现进行判断，区别哪些是显著的临床症状，哪些是轻微的临床症状。

3. 如果患者有显著的颞下颌关节紊乱病临床症状，那么正畸医生应该作出判断，是否将正畸治疗作为患者的颞下颌关节紊乱病治疗的首选措施，如果不是则需要进行合适的转诊。

4. 当正畸医生接到由于颞下颌关节紊乱病问题转诊的正畸病人，则需要运用当代关于颞下颌关节紊乱病－正畸关系的科学观念与患者及转诊医生进行良好的沟通。

5. 正畸医生必须清楚如何恰当处置在正畸治疗过程中发生的颞下颌关节紊乱病。

6. 由于正畸治疗后的患者也有产生颞下颌关节紊乱病症状的可能性，因此正畸医生应该了解如何处理这种情况。

参考文献

[1] American Association of Orthodontists.Clinical Practice Guidelines for Orthodontics and Dentofacial Orthopedics. 2008[EB/OL]. [2014-07-13]. https://www. aaoinfor. org/practice/clinical-practice guidelines.

[2] American Academy of Orofacial Pain.Diagnosis and management of TMDs[M]// de Leeuw R, Klasser GD. Orofacial pain: guidelines for assessment, diag-nosis, and management. 5th ed. Chicago: Quintessence, 2013: 129 - 130.

[3] Klasser G D, Epstein J B, Utsman R,et al.Parotid gland squamous cell carcinoma invading the temporomandibular joint[J]. J Am Dent Assoc, 2009, 140:992 - 999.

[4] Klasser G D, Bassiur J, de Leeuw R.Differences in reported medical conditions between myogenous and arthrogenous TMD patients and its relevance to the gen-eral practitioner[J] .Quintessence Int, 2014, 45:157 - 167.

[5] De Leeuw R, Klasser G D, Albuquerque RJ. Are female patients with orofacial pain medically compromised? [J]. J Am Dent Assoc, 2005, 136:459 - 468.

[6] Brooks S L, Brand J W, Gibbs S J, et al.Imaging of the temporoman-dibular joint: a position paper of the American Academy of Oral and Maxillofacial Radiology[J]. Oral Surg Oral Med Oral Pathol Oral Radiol Endod, 1997, 83:609 - 618.

[7] American Academy of Orofacial Pain.General assessment of the orofacial pain patient[M]// De Leeuw R, Klasser G D. Orofacial pain: guidelines for assessment, diagnosis, and management.5th ed. Chicago: Quintessence, 2013, 25 - 46.

[8] Okeson J P.History of and examination for temporo-mandibular disorders[M]// Management of temporo-mandibular disorders and occlusion. 7th ed. St. Louis, Mosby, 2013: 170 - 221.

[9] Schiffman E, Ohrbach R, Truelove E, et al. Diagnostic criteria for temporomandibular disorders (DC/TMD) for clinical and research applications: recommendations of the International RDC/TMD Consortium Network and Orofacial Pain Special Interest Group[J]. J Oral Facial Pain Headache. 2014, 28:6 - 27.

[10] Griffiths R H. Report of the President's Conference on examination, diagnosis, and management of temporo-mandibular disorders[J]. J Am Dent Assoc, 1983, 106:75 - 77.

[11] Lundeen T F, Levitt S R, McKinney M W.Discriminative ability of the TMJ scale: age and gender differences[J]. J Prosthet Dent, 1986, 56:84 - 92.

[12] Kleinknecht R A, Mahoney E R, Alexander L D,et al.Correspondence between subjective report of temporomandibular disorder symptoms and clinical findings[J]. J Am Dent Assoc, 1986, 113:257 - 361.

[13] Gonzalez Y M, Schiffman E, Gordon S M,et al.Development of a brief and effective temporomandibular disorder pain screening questionnaire: reliability and validity[J]. J Am Dent Assoc, 2011, 142:1183 - 1191.

[14] Nassif N J, Hilsen K L.Screening for temporomandibular disorders: history and clinical examination. American Dental Association[J]. J Prosthodont, 1992, 1:42 - 46.

[15] De Boever J A, Nilner M, Orthlieb J D, et al.Recommendations by the EACD for examina-tion, diagnosis, and management of patients with tem-poromandibular disorders and orofacial pain by the general dental practitioner[J]. J Orofac Pain, 2008, 22:268 - 278.

[16] Pankey Institute.A Comprehensive Look at TMD Patients from Diagnosis to Restorative: Part 2. [EB/OL]. [2014-07-10]. http:// www .pankey .org/curriculum/courses/ focus-courses/a-comprehensive-look-at-tmd-patients-from-diagnosis-to-restorative.

[17] Kois Deprogrammer[EB/OL]. [2014-07-10]. http://www. generalfamilyden-tistry. net/KoisDep. pdf.

[18] Las Vegas Institute. What is Neuromuscular Dentistry?[EB/OL]. [2014-07-10]. http://www. lviglobal. com/what-is-nmd-neuromuscular-dentistry.

[19] Klasser G D, Okeson J P. The clinical usefulness of surface electromyography in the diagnosis and treatment of temporomandibular disorders[J]. J Am Dent Assoc, 2006, 137:763 - 771.

[20] Al-Saleh M A, Armijo-Olivo S, Flores-Mir C, et al. Electromyography in diagnosing temporomandibular disorders, J Am Dent Assoc, 2012, 143:351 - 362.

[21] Manfredini D, Cocilovo F, Favero L, et al. Surface electromyography of jaw muscles and kinesiographic recordings: diagnostic accuracy for myofascial pain[J]. J Oral Rehabil, 2011, 38:791 - 799.

[22] Gonzalez Y M, Greene C S, Mohl N D. Technological devices in the diagnosis of temporomandibular disorders[J]. Oral Maxillofac Surg Clin North Am, 2008, 20:211 - 220.

[23] Sharma S, Crow H C, McCall W D, et al. Systematic review of reliability and diagnostic validity of joint vibration analysis for diagnosis of temporo-mandibular disorders[J]. J Orofac Pain, 2013, 27:51 - 60.

[24] Helkimo M. Studies on function and dysfunction of the masticatory system. II. Index for anamnestic and clinical dysfunction and occlusal state[J]. Sven Tandlak Tidskr, 1974, 67:101 - 121.

[25] Greene C S, Marbach J J. Epidemiologic studies of mandibular dysfunction: a critical review[J]. J Prosthet Dent, 1982, 48:184 - 790.

[26] De Kanter R J, Kayser A F, Battistuzzi P G, et al. Demand and need for treatment of craniomandibular dysfunction in the Dutch adult population[J]. J Dent Res, 1992, 71:1607 - 1612.

[27] Drangsholt M, LeResche L. Temporomandibular disorder pain[M]//Crombie IK. Epidemiology of pain. Seattle: IASP Press, 1999, 203 - 233.

[28] Schiffman E L, Fricton J R, Haley D P, et al. The prevalence and treatment needs of subjects with temporomandibular disorders[J]. J Am Dent Assoc, 1990, 120:295 - 303.

[29] Dworkin S F, Huggins K H, LeResche L, et al. Epidemiology of signs and symptoms in temporomandibular disorders: clini-cal signs in cases and controls[J]. J Am Dent Assoc, 1990, 120:273 - 281.

[30] Klasser G D, Greene C S. Predoctoral teaching of tem-poromandibular disorders: a survey of U. S. and Canadian dental schools[J]. J Am Dent Assoc, 2007, 138:231 - 237.

[31] McNamara J A, Seligman D A, Okeson J P. Occlusion, orthodontic treatment, and temporomandibular disor-ders: a review[J]. J Orofac Pain, 1995, 9:73 - 90.

[32] Michelotti A, Iodice G. The role of orthodontics in temporomandibular disorders[J]. J Oral Rehabil, 2010, 37:411 - 429.

[33] Luther F, Layton S, McDonald F. Orthodontics for treating temporomandibular joint (TMJ) disorders[J]. Cochrane Database Syst Rev, 2010, (7):CD006541.

[34] Greene C S. The etiology of temporomandibular disorders: implications for treatment[J]. J Orofac Pain, 2001, 15:93 - 105, discussion 06 - 16.

[35] Klasser G D, Greene C S. The changing field of temporomandibular disorders: what dentists need to know[J]. J Can Dent Assoc, 2009, 75:49 - 53.

[36] Von Korff M, Le Resche L, Dworkin SF. First onset of common pain symptoms: a prospective study of depression as a risk factor[J]. Pain, 1993, 55:251 - 258.

[37] Luz J G, Oliveira N G. Incidence of temporomandibu-lar joint disorders in patients seen at a hospital emergency room[J]. J Oral Rehabil, 1994, 21:349 - 351.

[38] De Kanter R J, Truin G J, Burgersdijk R C, et al. Prevalence in the Dutch adult population and a meta-analysis of signs and symptoms of temporomandibular disorder[J]. J Dent Res, 1993, 72:1509 - 1518.

[39] Leite R A, Rodrigues J F, Sakima M T, et al. Relationship between temporomandibular disor-ders and orthodontic treatment: a literature review[J]. Dental Press J Orthod, 2013, 18:150 - 157. See #10.

04

心理因素

Richard Ohrbach and Ambra Michelotti

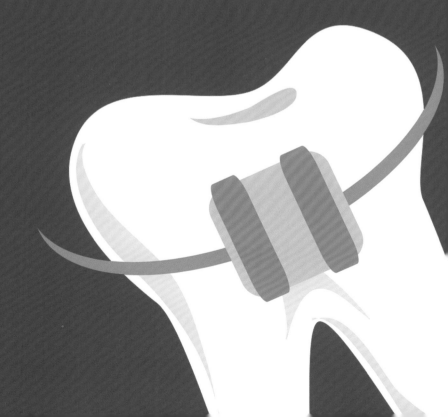

4.1　介绍与概览

颞下颌关节紊乱病（TMD）的标准定义是包括咀嚼肌、颞下颌关节以及相关结构在内的一系列临床问题的总称，这一定义着重强调了关节结构的重要性。这从物理诊断角度来说是合理且必要的。由于颞下颌关节紊乱病是累及咀嚼系统最常见的临床症状，它们会造成咀嚼肌疼痛和功能受限，因此强调关节结构问题和病因可以更好地在临床诊疗过程中取得先机。然而，目前一些文章[1-2]只强调了颞下颌关节紊乱病结构方面的因素，是不全面的。而近期出版的文章所强调的疾病分类系统更侧重疼痛方面的进展。这些疼痛分类系统在疼痛疾病定位方面上升到一个更广泛的系统层面，它不仅涉及能明确定位在咀嚼系统内的颞下颌关节紊乱病，还包括大脑、精神。这种广义的概念作为疾病的生物－社会－心理模型的一部分已经被倡导了数十年[5-7]，新的疾病分类方法显得更加严谨[8]。

本章将概括颞下颌关节紊乱病的生物－心理－社会因素，并且进一步关注在错𬌗畸形和正畸治疗方面都极具挑战性的生物－心理－社会模型。我们希望这种方法或许能够进一步解释咬合行为和心理社会状态是如何相互联系的。本章最重要之处，也是我们将反复提到的一点，是当我们讨论颞下颌关节紊乱病时，（例如，错𬌗畸形）和颞下颌关节的紊乱病之间众多矛盾的主要根源是我们仅仅考虑了结构的因素。因此，讨论颞下颌关节的紊乱病（都属于疼痛性疾病）的问题，必须考虑心理与行为方面的协同因素，这也是正畸领域里大多数研究者和临床医生一贯忽略的问题。我们认为当前的证据显示，可通过结合一个更好的却一直缺少讨论的理论模型使心理社会领域知识更多地应用于正畸咨询门诊。正如本章将探讨的，行为和结构需要也必将更好地相互结合。

4.2　颞下颌关节紊乱病是一种生物－心理－社会障碍

疼痛性疾病通常表现出对常规治疗效果不佳、易复发、并发行为学障碍，以及慢性转化的特点。身体状况的严重程度与类型和这些因素之间并没有直接联系。因此，目前流行的生物－心理－社会或生物行为模型才能更合理地解释所有疼痛疾病。这两个术语基本上强调了相同的机制，即生理、精神和社会环境的交织形成了障碍和疾病。现在普遍认为，某些情感和认知行为因素导致了个体疼痛或不适感觉间的差异[9-10]。例如，与医疗和牙科方面特别相关的是疼痛感知受到诸如本体感觉放大（下文将会描述）和焦虑的影响[11]。图4-1阐述了心理结构和生理过程如何相互作用从而产生功能障碍；这些改变自 Sullivan 和 Katon[12] 的图中的联系是生物－心理－社会观点如何变得与临床设置相关的核心。值得注意的是，通过出版的颞下颌关节紊乱研究诊断标准（RDC/TMD）[13]，颞下颌关节紊乱已经引导疼痛领域在明确认知和心理、社会学疼痛障碍评估方面，同其他疾病领域建立起相关联系[14]。随着科学的进步，我们认为与疼痛障碍相关的心理－社会结构的性质和数量可能会改变，但临床上关键的问题是，患者的心理社会方面必须以某种形式进行评估，而不是仅仅因为临床医生（或者研究者）认为这种特殊的疼痛并没有任何心理学意义而被忽略。如果疼痛障碍被认为是纯粹的物理过程，即认为是疾病和相关的伤害感受时，临床观点通常仅将身体当做相关的因素。这将导致人们要求各种测试、影像等，因为他们认为这些至关重要，而评估人的生理行为状态或者是请求疼痛心理咨询被认为是不相关，甚至费用过于昂贵。不过，我们现在知道，在疼痛障碍出现之前，一个人的功能表现，不论是由疼痛引起的，还是与不同方面的身体定向治疗有关，都是至关重要的[15-21]。

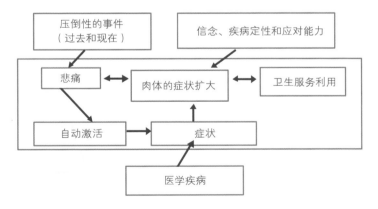

图 4-1　功能障碍的常规模型。大框内显示的是与功能障碍直接相关的身体和心理过程。框外是代表生活实践，信念和处事风格的性格特征，医学疾病的外源性过程。所有这些与功能障碍分开说明（改变自 Sullivan 和 Katon[12]）

在正畸咨询中的明显倾向是认为错𬌗畸形是一种身体上纯粹的物理性畸形；然而，许多研究证据清楚地表明大多数人寻求正畸治疗是因为美学而不是功能限制[22-23]。由本书作者之一（Michelotti A）的一个病例研究显示，即使是有严重骨性错𬌗畸形的患者寻求治疗也主要是因为美学而不是功能限制[24]。同样引人注意的是，将那些患者恢复到功能性安氏Ⅰ类（错𬌗）咬合，他们通常满足于有关美学方面的主诉，但同时并未提到任何显著的功能改善。对于治疗之前这种错𬌗畸形的严重功能障碍，为何在最终治疗完成时患者主观感受治疗效果却缺乏认同，一个突出问题是：所有类型的错𬌗畸形主要是审美问题，并且大多数个体在功能上似乎充分适应了严重的错𬌗畸形，至少如所获数据支持的那样。从结构问题和美学的研究能得到的结论是，与疼痛相关的心理社会因素相比，错𬌗畸形的结构因素对于理解颞下颌关节紊乱病显然并不重要。

包含生物-心理-社会领域的颞下颌关节紊乱病评估可以如实践者希望的那样公开结果，当然，这种评估的方向和范围将由主诉的性质、现病史和过去史中出现的情况决定。从临床实用的角度来看，在咨询室中的时间有限，并且用于收集病史和整合信息的认知资源也有限，而用于心理社会领域的某种类型的结构化评估通常显得更有效且明显地可靠。本文作者发现，DC/TMD的生物行为轴的结构化（作为对之前使用的RDC/TMD的更新）是一个相当好的起点。具体来说，对于疼痛强度、疼痛相关的残疾、下颌功能限制、身体的功能性物理症状、焦虑症状、抑郁症状和过度使用口腔行为的每种情况都存在自陈工具。总之，这些工具充分评估了颞下颌关节紊乱病（DC/TMD）生物行为领域的当前诊断标准。在这个阶段DC/TMD不包括的疼痛小题大作仍然应当考虑的疼痛相关体系。这些概念在表4.1中列出，同时列出建议的心理评估工具。

躯体畸形障碍（BBD）是一种特殊的社会心理障碍，与正畸咨询室和本章内容有实质性相关。躯体畸形障碍的特征是，认为自己的外观有显著缺陷，并且这样的担忧防碍了正常的功能[25]。即使仅有一些轻微的缺陷，担忧也明显过度。临床上，我们注意到个体对于缺陷有一种普遍的想法，即表现为烦恼且感到痛苦。具有错𬌗畸形（任何程度）的患者，对于他们外貌的想象或者极大夸张的缺陷表现出一种妄想，可以更准确地诊断出具有躯体畸形障碍。这些患者很容易误判他们痛苦的来源（即对于错𬌗畸形的看法，而不是错𬌗畸形本身）。当疼痛是伴发症状时更是如此，因为该疼痛可以自动归因于对物理刺激的伤害性反应。一旦伤害感受推论成立，那么对于伤害感受的结构和物理原因将成为临床识别重点。

因此，如果正畸咨询过分强调错𬌗畸形的特定特征的意义，并且将那些特征与具有"理想"咬合的重要性对比，则正畸医生会无意地产生将错𬌗畸形作为人的外表

表 4.1　用于患者评估的推荐的心理社会领域

领域	推荐的工具	# 项目	筛选评估	综合评价
疼痛强度和疼痛相关的障碍	慢性疼痛量表 (GCPS)	7	√	√
疼痛定位	疼痛描绘	1	√	√
局限性	下颌功能限制量表 (JFLS)	8 或者 20	√	√
悲痛	患者健康问卷 –4 (PHQ–4)	4	√	
沮丧	患者健康问卷 –9 (PHQ–9)	9	–	√
焦虑	广义焦虑症 –7 (GAD–7)	7	–	√
躯体症状	患者健康问卷 –15 (PHQ–15)	15	–	√
功能异常	口腔行为列表 (OBC)	21	√	√

根据 DC/TMD, 为每个领域列出了建议的心理评估工具, 并列出了每个问卷的问题数量 (# 项目)。全面筛选评估的总项目为 43 项, 而简略筛选评估包括了 12 项 (详见量表正文)。综合评估的总项目数为 80 项。这些方法中的任何一种都很容易被在诊所中完成问卷调查的患者接受。

中的严重缺陷的认知, 并因此得到患者关注。这有可能造成躯体畸形障碍的医源性发展 (或恶化)[26–28]。

4.3　为什么不同的行为决定着不同的颞下颌关节紊乱病的诊断?

对正畸医生描述一个典型的错𬌗畸形患者的个体案例可以很好地解释为何要将行为评估作为颞下颌关节紊乱病诊断的一部分。该颞下颌关节盘紊乱的患者可能同时伴有咀嚼肌疼痛。两种症状最初可能是发生于不同时间、诱因不同的独立病症, 也可能是诱因相同, 同时出现的相互关联的症状。判断诱发时间及潜在的不同病因对临床诊治并不具有非常重要的意义, 临床医生必须更关注于病史评估。类似评估轴 I (DC/TMD 中的体格分类), 轴 II (DC/TMD 中的心理社会学分类) 同样具有重要的临床意义。压力、焦虑、疼痛恐惧及很差的应对技能会导致疼痛相关的问题, 或者如前所述,会聚焦于错𬌗畸形的问题。同时也有可能存在持续的和可能的持久生活压力，以及来源于肌筋膜疼痛障碍的实质性功能干扰，这些问题都将在轴Ⅱ的评价中体现出来。

在这一假设的患者身上，某些轴Ⅱ的特征可能和轴Ⅰ的问题存在内在联系，而在另一些患者身上，焦虑可能存在于生活的另一个方面而完全没有影响疼痛的感受。又或者，焦虑可能会极大地影响病人的疼痛感受。临床医生需要根据病史作出判断。虽然这些轴Ⅱ症状的程度，可以很容易地通过标准化的自陈法评估工具得到评估（表4.1），相关主诉或鉴别诊断必须通过病史确定。此外，有患者在深睡眠状态中持续发生夜磨牙。这种行为会加重关节盘紊乱。因为对于某一错𬌗畸形的患者，夜磨牙对关节盘的影响可以解释为是一种咬合介导的不良习惯。最终，错𬌗畸形除了美观上无法被患者接受之外，在功能性上可以被患者完全适应。考虑到其他区域的问题（疼痛、关节功能的干扰，以及牙齿的磨损），所有这一切基于目前的知识都有明确诊断，错𬌗畸形的意义对这些患者而言并非是非常重要的。

在这个例子中，鉴别诊断的一部分是将每一例主诉、每一种疾病，以及每一种疾病的特征作为背景依据。最初，病人提出的主诉是错𬌗畸形（尤其是重点强调的美学问题）和疼痛的问题，因此，临床医生需要使用评估和诊断标准来明确各种问题的的临床特征。例如，焦虑障碍是基于焦虑的有效特征进行评估的，而不是因为人"看起来"焦虑，也不是因为有所有其他问题的人肯定会焦虑，有效标准化的自陈法焦虑评估工具将迅速测出任何焦虑症状的程度，并且通过面谈可以鉴别出正在评估的主诉和临床问题之间的因果联系。临床医生可能会说："我注意到你报告了一些焦虑症状。当你更焦虑的时候，你的疼痛会变得更严重吗？当你更焦虑的时候，你会更关注你的牙齿是如何出现问题的吗？"

同样的，错𬌗畸形的诊断基于其自身的参数，而不是因为患者有颞下颌关节紊乱病的症状，根据生物-心理-社会模式可能由于多种原因存在而推得。总之，鉴别诊断需要考虑各种可测和可分类问题，将其放在一起，并根据合理的机制排名。在上面描述的情况中，本文作者将功能性而非审美性错𬌗畸形按照优先顺序放在问题列表的底部，仅仅在充分解决了其他所有的主诉及明确问题之后才会进行处理。

4.3.1　功能异常行为

口腔功能异常有多种表现形式，包括牙齿对牙齿的行为（如磨牙、磨损、上下牙紧咬），牙齿分离的行为（如下颌紧绷或护颌），软组织的行为（如咬颊或舌的姿势），和其他（如用下颌支撑乐器或电话）。在这些功能异常行为中，磨牙、咬甲、咬物和嚼口香糖是最常见的[29-32]。虽然所有的口腔咬合功能异常一度被视为错𬌗畸形的结果（例如，夜磨牙是纠正咬合不齐的身体反应；托下巴是由于没有一个舒适的正中𬌗）[33-36]，没有证据显示任何咬合特征和口腔功能异常之间存在因果关系。相反，足够的证据均表明，应激反应和习惯性的行为是口腔咬合功能异常的重要特征，而这些均属于心理社会因素的范畴[33-36]。此外，夜磨牙症已确定是一种由多因素诱发的睡眠相关运动障碍。

口腔功能异常行为对 TMD 和正畸治疗的重要性得到越来越多研究的支持。多个研究发现日间口腔功能异常（通常，刺耳的磨牙）和肌筋膜疼痛之间有显著性关联[33, 35-37]。此外，每日的功能异常活动可能是关节盘移位的危险因素[37]。目前提出的一种机制认为，功能异常行为导致关节病是因为这种行为可能使牙列和咀嚼系统负载过度[38-39]。更具体地说，该假定机制涉及肌肉纤维的损伤[40]及血供的减少[41]。因为大多数口腔功能异常发生的强度较低，但持续时间较长，咀嚼系统"超载"和肌肉纤维"损伤"的机制显然需要更好的证据和解释；然而，目前我们不知道功能异常是如何产生明显的病理作用的。错𬌗畸形，尤其是伴有紧咬牙和磨牙的这类错𬌗畸形可能会加剧关节盘移位。然而，并不是每个有这种错𬌗畸形的人都会有这里描述的功能异常行为，这些行为通常独立于错𬌗畸形出现。一些临床医生经常把特定的咬合特征的存在视为导致患者某一功能异常行为的病因，但这仅代表归因偏差，不是因果关系。

功能异常影响牙列和咀嚼系统的机制（"过度负载"或其他机制）对正畸诊断治疗及正畸诊断、治疗和治疗后保持是同等相关的。根据"正中𬌗"咀嚼系统过度负载的病因理念，正畸医生会聚焦于正中髁突位置的评价，牙齿或骨骼的不调和𬌗干扰[42-43]。然而，在正畸治疗过程中，牙齿移动相当大，这导致一个持续的𬌗干扰和连续发作的咬合不稳定。由于咬合模式持续变化的结果，任何"理想正中𬌗"髁状突位置的获得不能得到保证。

最终，在治疗后保持阶段，注意力再次转向了潜在性𬌗干扰的存在，有时建议使用有限的咬合调整来完成并稳定正畸治疗结果[44-45]。这整个过程往往有无法预料副作用，即引导患者和他们的牙医把关注点转移到获得理想和完美牙尖交错合并检查潜在的𬌗干扰上来。患者这种愈加增长的牙齿关注度是有害的，在治疗后保持阶段，"理想"𬌗出现丝毫反弹都会诱发患者的担心和恐惧。有趣的是，确实有数据支持这样的情况：近来研究表明，与无颞下颌关节紊乱病史的患者相比，有颞下颌关节紊乱症史的患者较难适应活动性的𬌗干扰[46]。

总之，口腔咬合功能异常行为不是由错𬌗畸形引起的。相反，它们是一种心理状态，如焦虑、应激反应的功能，或简单的习惯；在夜磨牙存在的情况下，它是睡眠障碍现象的一部分。因此，口腔功能异常行为不是某一种错𬌗畸形，而是患者依据错𬌗畸形的症状而产生的应对行为（比如功能异常）。

4.3.2　心理特点

特质焦虑、体感放大和过度警觉是与这一章讨论的重点特别相关的心理建构体。特异性焦虑和健康及疾病之间紧密联系这一课题已经研究了几十年。近来认为体感放大和过度警觉是功能性紊乱的的核心组成部分。功能性疾病也被称为特发性疼痛综合征，此时疼痛是主要的症状，伴有其他医学无法解释的症状。这类疾病的主要特征是疾病的严重程度大大超过了客观衡量的疾病程度。

特质焦虑是指个体以生理失调和担心为模式的内在性格[47-49]。体感放大指的是个体对于感知到的躯体感受倾向于产生强烈的、有害的和令人不安的感觉[50]。过度警觉是已有感知和所期待的"正常"感觉之间存在一种逐渐放大的感觉差异，患者将注意力重点放在一些很弱的感知上。每种情况可以独立地发生，他们共同构成一个各种心理状态、多种临床紊乱以及 TMD 和咬合问题相互重叠的三角关系图。

特质焦虑可能诱发体感放大[51]。多项研究表明，体感放大与一般窘迫包括焦虑、抑郁症状一些指数相关[52-54]。焦虑会影响对正畸治疗疼痛的认知[55-56]，正畸治疗期间长期疼痛的患者比短期疼痛的患者表现出更高的焦虑分数[57]。严重的特质性焦虑及体感放大患者正畸疼痛感比正常人要明显很多[58]。正畸治疗中这类疼痛主诉往往被误诊为颞下颌关节紊乱病。

此外，焦虑和躯体感觉放大可以导致更多的注意力偏向于𬌗干扰引发的潜在威胁刺激。焦虑症和体感放大的患者对现实感知及期待感知之间的差异也高度警觉。这类患者会表现出对咬合意识的增加，影响这些躯体感觉和情绪影响认知，并转换成更担忧、威胁和不安的感觉[51]。

严重的特质性焦虑患者表现出严重的功能错乱[59]。事实上，高特质焦虑表明一种焦虑的人格倾向，容易受环境的影响并且降低了患者将注意远离威胁刺激的能力。所以，可以推测这类表现为机能不调的患者存在"咬合过度警觉"并且对正畸治疗的变化及𬌗干扰更为敏感，从而导致疼痛及功能紊乱。咬合过度警觉可以通过"广义过度警觉假说"来解释，过度警觉是一种"感知习惯"，其中包括各种主观放大的厌恶感，而不仅仅只是疼痛感[60]。根据这一假设，如果注意力习惯性地集中于一个特定类型，其放大感会增加并逐渐变成自发性的行为[61]。此外，也有报道指出，一些肌筋膜疼痛患者有严重的体感放大，其特点是全身过度警觉到令人不快的程度[62]。此假说可以解释为什么在正畸临床治疗过程中，当产生较长期的拾干扰时，一些患者很难适应咬合关系的改变。这些患者可能发展为 TMD 的症状和体征，并且被误诊是由于正畸过程中不断改变的咬合关系引起的。

图4-1为功能紊乱的一般模型，而图4-2则更明确地应用于口颌面部区域。事实上，在那些表现出躯体过度警觉、症状放大或疼痛恐惧的个体中，拾干扰可以诱发顽固的肌肉高反应性，反过来又导致更严重的过度警觉、症状加重或疼痛恐惧，最终变得更加痛苦。关注结构的治疗手段会成为个体痛苦的来源，从而加重患者的过度警觉、症状表现严重、疼痛恐惧和痛苦。总的来说，这些过程可以导致颞下颌关节紊乱病疼痛、咀嚼功能障碍，或两者兼有。这些不同层面的因素可以解释正畸治疗期间不同患者疼痛或不适感的个体差异[64-65]。因此，作为正畸医生，应该意识到病人的心理特点，尝试识别那些对于不可逆的牙科治疗"亮黄灯"的患者。尤其是当患者述说在以往正畸治疗中有多重糟糕的经历，但现在他们选择了你来解决他们的问题时。

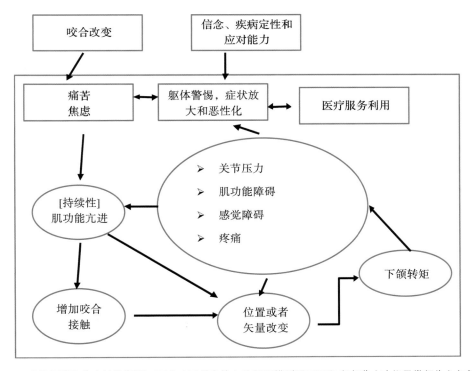

图 4-2 功能异常和临床结构问题。下方（正常字体）的循环模型显示了肌肉亢进（功能异常行为）如何导致了下颌位置的改变。这种改变可能通过咬合接触介导，这也将导致下颌转矩和会引起持续性亢进的潜在的症状，这种亢进作为一种反应（反应行为）变得持久，或者一种尝试性的适应性反应可能通过下颌习惯性位置更多的改变而发生。正如信念、疾病定性和应对能力一样，咬合急性改变也作为一种外源性过程引起了自我维持的恶性循环结果。（依据 Sullivan 和 Katon[12]，Ohrbach，McCall[63]）

4.4 临床实践最佳建议

正畸治疗计划应该总是依据主诉、患者问题列表以及有根据的牙科原则量身制订，而所有的这些都应纳入合适的临床决策原则。作为实践的标准，我们建议在开始正畸治疗前，无例外地对是否存在颞下颌关节紊乱病进行筛选检查（见第 3 章）。这项检查应至少加上一项由 DC/TMD 轴 II 定义的心理社会因素筛选评估（见表 4.1）。表 4.1 中完整地列出了用于特殊疼痛的操作手段。表中所列出的一套筛选手段用于常规临床设置（包括正畸咨询室）。然而，我们认识到，即使是这种筛选，在某些病例中也似乎显得太过繁重。因此，更为简化的筛选方法可以基于使用评估疼痛强度和功能障碍的慢性疼痛量表、患者健康问卷（PHQ）、评估悲痛的 PHQ-4，以及评估其他疼痛障碍表现的疼痛描绘（这是进一步评估的更重要的危险信号指标之一）。这三种评估可以在一分钟内同时完成，并且它们为病人的功能和疼痛状态提供了一个不错的初步印象。

如本章所述，所认定的轴 II 概念不仅涉及颞下颌关节紊乱病还涉及与正畸医生有关的其他条件的鉴别诊断。对于颞下颌关节紊乱病筛选检查发现的任何严重情况，应考虑一项更全面的检查；类似地，得到轴 II 筛选评估的阳性结果后应该进行一项更全面的基于轴 II 方法的评估、临床问诊，或者转诊精神健康专家。出于法医学原因，颞下颌关节紊乱病筛选检查或心理 – 社会状况评估的任何阳性结果应每隔 6 个月记录和更新一次 [66-67]。结构化的检查指南最近在国际 RDC/ 颞下颌关节紊乱病网上发表 [68]，且轴 II 评估工具可从同一来源获取。

一般来说，在正畸实践背景下颞下颌关节紊乱病的治疗仍然符合颞下颌关节紊乱病治疗的一般标准，这将在本书的其他章节（见第 9 章）和其他来源的资料中更详细地描述 [1-2]。治疗不应只针对检体诊断结论，还应解决心理困扰和心理功能障碍 [69]。颞下颌关节紊乱病治疗的第一阶段是症状集中行为学 [70]，它包括（由问题列表确定）患者的宣教，热敷，在家锻炼，理疗（以提高动作和功能），药物疗法（例如：止痛药、抗炎症药物和抗抑郁药），过度使用行为的控制，口内颞下颌关节紊乱病矫治器（见第 9 章）。此外，心理疗法（例如：认知行为治疗、压力处理、自我调节技能）应该成为有颞下颌关节紊乱病的正畸患者最初的治疗计划的一部分，并根据患者的准备和症状类型进行整合。

4.4.1 颞下颌关节紊乱病常规治疗行为学观点

联系本章，我们想强调上一段提到的治疗程序如何具有特定的社会－心理意义。患者宣教被认为是生理－心理－疾病模型中治疗的基本组成部分。解释该疾病及其可能的病因以及这种良性疾病的良好预后通常能让患者安心。话题还可以包括正常下颌肌肉功能，肌肉或者关节紊乱的特征，治疗的康复模型等。关键是强调避免咀嚼系统过度负载的重要性，这可能是主诉的主要原因；暗示患者他必须尝试控制口腔功能障碍行为。特别是对于伴颞下颌关节紊乱病的正畸案例，明确地将造成每个患者颞下颌关节紊乱病状况的病因学因素与患者对错殆畸形的关注区分开，是患者宣教的重要部分。

行为治疗的重点是控制功能异常行为，正如本章前面关于骨骼肌疼痛发病机制的论述一样。为了使行为治疗成功控制功能异常，必须保证足够的时间（通常为数月）以及临床医生对于这种行为改变的类型能有连续反馈和强化。患者必须学会通过将下颌保持在正中位置放松肌肉，这时牙齿分离而非咬合，因为下颌完全闭合位需要肌肉"无意识"收缩[71]。要求患者念几次字母"N"，可以获得咀嚼肌活动水平足够低的可靠的下颌舒适位。这时舌头位于中间位置，然后患者牙齿分离，咀嚼肌放松，同时保持唇缘轻微接触。值得注意的是，对于上颌垂直向发育过度的患者，他们可能难以在唇部接触的同时保持牙齿分离，咀嚼（和面部）肌肉放松的状态。在这种情况下，有必要进行额外的患者宣教，从而建立起当前结构情况与正畸治疗目标（最终矫正上颌过度发育和唇闭合不全）的纽带。

心理－社会因素通常在触发功能障碍行为中起作用，因此，功能障碍行为的控制可能不仅需要简单的行为治疗。因此，临床医生需要监控患者行为控制的进展，并且意识到何时需要借鉴额外的心理治疗。例如，持续性焦虑症（使用 PHQ-4 量表可在初次会诊中检出）可能在患者试图控制过度功能使用时成为一种的实质性的障碍。如果焦虑发作使患者受到打击，那么咀嚼肌运动的自我控制可能会被取代。在这种情况下，焦虑的状态需要进一步评估，并且有可能需要特殊的治疗。

对于有肌肉疼痛、张口受限的颞下颌关节紊乱病患者，我们可以提供一个附加的行为疗法建议，即腹式呼吸的肌肉训练。正畸医生或者办公室工作人员可以教会患者这些技能[17]，或者提出向合适的心理健康咨询师转诊。

总之，颞下颌关节紊乱病治疗应包括从咀嚼肌自按摩到腹式呼吸的行为治疗，正畸医生需要对患者提供细心的指导、监测和强化训练，使他们具有足够的配合度和依从性[72]。颞下颌关节紊乱病控制成功的关键大部分在于通过宣教成功地使患者了解他们自身在疾病控制中的作用。这将提高患者的自我护理能力，使患者更好地了解以及独立管理他们的症状。

4.5　总结

我们希望强调这一章中讨论的三个主要原则：

第一点是与咬合结构相互关联的症状感知。事实上，认知（例如：疼痛恐惧）、注意（例如：过度警觉）、感知（症状放大）因素很明显地导致心理生理反应和寻求治疗。特别是其中一个因素（过度警觉）与咬合变化相关联。过度警觉可以被认为是一个"感知习惯"，关注的重点是特定类型的知觉主观放大。过度警觉是对导致一部分以与咬合相关的 TMD 症状（例如：我的咬合不正确，我的牙齿不能合在一起）为突出主诉的患者进行治疗的假想原因。这种情况被称为咬合疼痛、咬合敏感、错觉咬合[73-74]。这种情况随着任何咬合的变动而出现，并在临床检查时，其解剖或功能状态无异常发现。可以推测，过度警觉，连同其他心理状态，如焦虑或疼痛恐惧，对于计划治疗（即正畸）中包括咬合改建的颞下颌关节紊乱病患者，都是危险因素。在这些患者中，任何改变现有的咬合模式（即使微创），都可能引发"身体的应激障碍"（例如：咬合感觉迟钝异常症）导致进一步痛苦。

第二点是个体的适应和恢复能力可以影响"正常"𬌗的定义，以及包括牙科修复或美观需求在内的任何典型的咬合干预。已有证据表明一些颞下颌关节紊乱病疾病会导致在颞下颌关节的不可逆性退行性改变。因此，在企图恢复功能平衡的某些情况下，咀嚼系统的自适应变化也是不可逆的。这类临床咬合改建过程，即使目标及技术正确，也可能超过了系统或患者的适应能力。适应能力对牙科的各个方面都是非常重要的，被专家视为常规的操作过程可能并不能常规地适用于每一位患者。因此，广泛修复治疗中的咬合改建可能会超过个体的承受能力并引发的医源性"颞下颌关节紊乱病"。在评估包括适应能力在内的复杂的动力机制时，对患者从咀嚼系统水平到人体水平的完整理解是非常重要的。最终，这种分析将决定临床医生应该或不应该做哪些事情。

第三点是口腔功能异常行为的临床意义。咀嚼肌功能亢进同时包括功能性行为（咀嚼，例如：习惯的食物、口香糖、烟草、瓜子）和口腔功能异常行为。后者包括但不限于非功能性牙齿接触；磨牙及紧咬牙；咬物，如指甲、手指或嘴唇；以及其他的行为，如支撑或挤推下巴。目前的文献不支持咬合本身是非功能牙接触发生的原因这一观点。在开始正畸治疗之前，应该对患者进行评估以确定：(i) 患者与功能异常行为相关的肌肉活动是否已经增加；(ii) 患者是否有颞下颌关节紊乱病。功能异常的存在增加了咬合改变相关联症状的风险；关节功能异常及颞下颌关节紊乱病的存在增加了咬合改变相关的颞下颌关节紊乱病发作的风险。意识到这些因素的后果可以减少不良的医患关系，降低治疗失败的风险，所以医生在决定正畸治疗方案及开始牙齿移动的力矫正之前应该考虑咬合相关主诉及颞下颌关节紊乱病患者的心理表现。

注意事项

正畸治疗之前及治疗过程当中：

- 使用生理和心理评估法来筛选颞下颌关节紊乱病的指征和症状；
- 若颞下颌关节紊乱病问题存在，筛选与不同的正畸诊断相关的社会心理生物特征：至少包括疼痛强度、疼痛障碍、抑郁和其他疼痛紊乱等；
- 评估是否有焦虑、过度警觉、体感放大、疼痛恐惧的存在，同时，评估患者在正畸治疗过程中与咬合改变相关的的临床特征；
- 仔细评估目前存在的口腔功能异常行为；
- 使用以症状为焦点的行为治疗方法来治疗颞下颌关节紊乱病疾病。

参考文献

[1] De Leeuw R, Klasser G D. Orofacial pain:guidelines for assessment, diagnosis, and management[M]. 5th ed. Hanover Park: Quintessence Publishing, 2013.

[2] Ohrbach R, Blasberg B, Greenberg M S. Temporo-mandibular disorders[M]// Glick M, editor. Burket's oral medicine.12th ed. Shelton: PMPH-USA, LTD, 2015: 263 - 308.

[3] Diatchenko L, Nackley A G, Slade GD, et al.Idiopathic pain disorders-pathways of vulnerability[J], Pain, 2006, 123:226 - 230.

[4] Smith B, Ceusters W, Goldberg L J, et al.Towards an ontology of pain[M]// Okada M, editor. Proceedings of the conference on logic and ontology. Tokyo: Keio University Press, 2011: 23 - 32.

[5] Engel G L.The need for a new medical model: a challenge for biomedicine.Science[J], 1977, 196:129 - 136.

[6] Dworkin S F.Illness behavior and dysfunction: review of concepts and application to chronic pain[J]. Can J Physiol Pharmacol, 1991, 69:662 - 671.

[7] Dworkin S F, Von Korff M R, LeResche L.Epidemiologic studies of chronic pain: a dynamic-ecologic perspective[J]. Ann Behav Med, 1992, 14:3 - 11.

[8] Ceusters W, Smith B.A unified framework for biomedical technologies and ontologies.Stud Health Technol Inform, 2010, 160(Part 2):1050 - 1054.

[9] Meana M, Lykins A.Negative affect and somatically focused anxiety in young women reporting pain with intercourse[J]. J Sex Res, 2009, 46:80 - 88.

[10] Sturgeon J A, Zautra A J.Psychological resilience, pain catastrophizing, and positive emotions: perspectives on comprehensive modeling of individual pain adaptation[J].Curr Pain Headache Rep, 2013, 17:319 - 325.

[11] Baeza-Velasco C, Gély-Nargeot M C, Bulbena Vilrasa A, et al.Joint hypermobility syndrome: problems that require psychological intervention[J]. Rheumatol Int, 2011, 31:1131 - 1136.

[12] Sullivan M, Katon W.Somatization: the path between distress and somatic symptoms[J]. APS J, 1993, 2(3):141 - 149.

[13] Dworkin S F, LeResche L.Research diagnostic criteria for temporomandibular disorders: review, criteria, examinations and specifications, critique[J].J Craniomandib Disord Fac Oral Pain, 1992, 6(4):301 - 355.

[14] Fillingim R B, Bruehl S, Dworkin R H, et al.The ACTTION-American Pain Society Pain Taxonomy (AAPT): an evidence-based and multidimensional approach to classifying chronic pain conditions[J]. J Pain, 2014, 15(3):241 - 249.

[15] Epker J, Gatchel R J, Ellis E I.A model for predicting chronic TMD: practical application in clinical settings[J]. JADA, 1999, 130:1470 - 1475.

[16] Gatchel R J, Peng Y B, Peters M, et al. The biopsychosocial approach to chronic pain: scientific advances and future directions[J]. Psychol Bull, 2007, 133:581 - 624.

[17] Dworkin S F, Huggins K H, Wilson L, et al. Turner research diagnostic criteria for temporomandibular disorders-axis II to target clinic cases for a tailored self-care TMD treatment program[J]. J Orofac Pain, 2002, 16:48 - 63.

[18] Rudy T E, Turk D C, Kubinski J A, et al.Differential treatment responses of TMD patients as a function of psychological characteristics[J]. Pain, 1995, 61:103 - 112.

[19] Turk D C, Rudy T E.The robustness of an empirically derived taxonomy of chronic pain patients. Pain, 1990, 43:27 - 35.

[20] Fillingim R B, Slade G D, Diatchenko L, et al.Summary of findings from the OPPERA baseline case-control study: implications and future directions[J]. J Pain, 2011, 12(11, Su: 3): T102 - T107.

[21] Slade G D, Fillingim R B, Sanders AE, et al.Summary of findings from the OPPERA prospective cohort study of inci- dence of firstonset temporomandibualr disorder: implications and future directions[J].J Pain, 2013, 14(12, Su: 2):T116 - T124.

[22] Rusanen J, Silvola A-S, Tolvanen M, et al.Pathways between temporoman- dibular disorders, occlusal characteristics, facial pain, and oral health-related quality of life among patients with severe malocclusion[J]. Europ J Orthod, 2012, 34(4):512 - 517.

[23] Silvola A-S, Rusanen J, Tolvanen M, et al. Occlusal characteristics and quality of life before and after treatment of severe malocclusion[J]. Europ J Orthod, 2012, 34(6):704 - 709.

[24] Michelotti A, Iodice G.The role of orthodontics in temporomandibular disorders[J].J Oral Rehabil, 2010, 37:411 - 429.

[25] American Psychiatric Association. Diagnostic and statistical manual of mental disorders[M]// Text revi sion (DSM-IV-TR).4th ed.Arlington: APA, 2000.

[26] Polo M.Body dysmorphic disorder: a screening guide for orthodontists[J]. Am J Orthod Dentofacial Orth, 2011, 139(2):170 - 173.

[27] Hepburn S, Cunningham S.Body dysmorphic disorder in adult orthodontic patients[J]. Am J Orthod Dentofacial Orthop, 2006, 130(5):569 - 574.

[28] Leon-Salazar V, Morrow L, Schiffman E L.Pain and persistent occlusal awareness: what should dentists do?[J]. JADA, 2012, 143(9):989 - 991.

[29] Velly A M, Gornitsky M, Phili P.Contributing factors to chronic myofascial pain: a case-control study[J]. Pain, 2003, 103:491 - 500.

[30] Ohrbach R, Markiewicz M R, McCall W D Jr.Waking-state oral parafunctional behaviors: specificity and validity as assessed by electromyography[J]. Eur J Oral Sci, 2008, 116:438 - 444.

[31] Feiteih R M.Signs and symptoms of temporomandibular disorders and oral parafunctions in urban Saudi Arabian adolescents: a research report[J].Head Face Med, 2006, 2:25 - 31.

[32] Farsi N M.Symptoms and signs of temporomandibular disorders and oral parafunctions among Saudi children[J].J Oral Rehabil, 2003, 30:1200 - 1208.

[33] Glaros A G, Tabacchi K N, Glass E G.Effect of parafunctional clenching on TMD pain[J].J Orofacial Pain, 1998, 12:145 - 152.

[34] Glaros A G, Williams K, Lausten L.The role of parafunctions, emotions and stress in predicting facial pain[J]. JADA, 2005, 136:451 - 458.

[35] Ohrbach R, Bair E, Fillingim R B, et al. Clinical orofacial characteristics associated with risk of first-onset TMD: the OPPERA prospective cohort study[J]. Journal of Pain, 2013, 14(12, Su: 2): T33 - T50.

[36] Ohrbach R, Fillingim R B, Mulkey F, et al.Clinical findings and pain symptoms as potential risk factors for chronic TMD: Descriptive data and empirically identified domains from the OPPERA case-control study[J].Journal of Pain, 2011, 12(11, Su: 3):T27 - T45.

[37] Michelotti A, Cioffi I, Festa P, et al. Oral parafunctions as risk factors for diagnostic TMD subgroups[J]. J Oral Rehabil, 2010, 37(3):157 - 162.

[38] Miyake R, Ohkubo R, Takehara J, et al. Oral parafunctions and association with symptoms of temporomandibular disorders in Japanese university students[J].J Oral Rehabil, 2004, 31(6): 518 - 23.

[39] Winocur E, Littner D, Adams I, et al. Oral habits and their association with signs and symptoms of tem- poromandibular disorders in adolescents: a gender comparison[J]. Oral SurgOral Med Oral Pathol Oral Radiol Endod, 2006, 102:482 - 487.

[40] Larsson S-E, Bengtsson A, Bodegard L, et al. Muscle changes in work-related chronic myalgia[J]. Acta Orthop Scand, 1988, 59:552 - 556.

[41] Larsson B, Bjork J, Kadi F, et al. Blood supply and oxidative metabolism in muscle biopsies of female cleaners with and without myalgia[J]. C J Pain, 2004, 20:440 - 446.

[42] Roth R H, Rolfs D A. Functional occlusion for the orthodontist. Part II[J]. J Clin Orthod, 1981, 15:100 - 123.

[43] Martin D, Cocconi R. Orthodontic dental casts: the case for routine articulator mounting[J]. Am J Orthod Dentofacial Orthop, 2012, 141(1):8 - 14.

[44] Kirveskari P, Alanen P, Jämsä T. Association between craniomandibular disorders and occlusal interferences in children[J]. J Prosthet Dent, 1992, 67(5):692 - 696.

[45] Kirveskari P, Le Bell Y, Salonen M, et al. Effect of elimination of occlusal interferences on signs and symptoms of craniomandibular disorder in young adults[J]. J Oral Rehabil, 1989, 16(1):21 - 26.

[46] Le Bell Y, Jamsa T, Korri S, et al. Effect of artificial occlusal interferences depends on previous experience of temporomandibular disorders[J]. Acta Odontol Scand, 2002, 60(4):219 - 222.

[47] McEwen B S. Mood disorders and allostatic load[J]. Biol Psychiatry, 2003, 54:200 - 207.

[48] Spielberger C D, Gorsuch R L, Lushene R E. Manual of the state-trait anxiety inventory[M]. Palo Alto: Consulting Psychologists Press, 1970.

[49] Spielberger C D, Sydeman S J, Owen A E, et al. Measuring anxiety and anger with the State-Trait Anxiety Inventory (STAI) and the State-Trait Anger Expression Inventory (STAXI)[M]// Maruish ME. The use of psychological testing for treatment planning and outcomes assessment. 2nd ed. Mahwah: Lawrence Erlbaum Associates, Publishers, 1999: 993 - 1021.

[50] Barsky A J. The amplification of somatic symptoms[J]. Psychosom Med, 1988, 50:510 - 519.

[51] Barsky A J. Amplification, somatization, and somato- form disorders[J]. Psychosomatics, 1992, 33:28 - 34.

[52] Aronson K R, Barrett L F, Quigley K S. Feeling your body or feeling badly: evidence for the limited validity of the Somatosensory Amplification Scale as an index of somatic sensitivity[J]. J Psychosom Res, 2001, 51:387 - 394.

[53] Duddu V, Isaac M K, Chaturvedi S K. Somatization, somatosensory amplification, attribution styles and illness behaviour: a review[J]. Int Rev Psychiatry, 2006, 18:25 - 33.

[54] Mantar A, Yemez B, Alkin T. The validity and reli- ability of the Turkish version of the anxiety sensitivity index-3[J]. Turkish J Psychiatry, 2010, 21:225 - 234.

[55] Krishnan V. Orthodontic pain: from causes to man- agement - a review[J]. Eur J Orthod, 2007, 29: 170 - 179.

[56] Minor V, Marris C K, McGorray S P, et al. Effects of preoperative ibuprofen on pain after separator placement[J]. Am J Orthod Dentofacial Orth, 2009, 136: 510 - 7.

[57] Bergius M, Broberg A G, Hakeberg M, et al. Prediction of prolonged pain experiences during orthodontic treatment[J]. Am J Orthod Dentofacial Orthop, 2008, 133:e1 - e8.

[58] Beck V J, Farella M, Chandler N P, et al. Factors associated with pain induced by orthodontic separators[J]. J Oral Rehabil, 2014, 41(4):282 - 288.

[59] Michelotti A, Cioffi I, Landino D, et al. Effects of experimental occlusal interferences in individuals reporting different levels of wake-time parafunctions[J]. J Orofac Pain, 2012, 26:168 - 175.

[60] McDermid A J, Rollman G B, McCain G A. Generalized hypervigilance in fibromyalgia: evidence of perceptual amplification[J]. Pain, 1996, 66:133 - 144.

[61] Hollins M, Harper D, Gallagher S, et al. Perceived intensity and unpleasantness of cutaneous and auditory stimuli: an evaluation of the generalized hypervigilance hypothesis[J]. Pain, 2009, 141(3):215 - 221.

[62] Raphael K G, Marbach J J, Klausner J. Myofascial face pain: clinical characteristics of those with regional vs widespread pain[J]. JADA, 2000, 131:161 - 171.

[63] Ohrbach R, McCall Jr W D. The stress-hyperactivity- pain theory of myogenic pain: proposal for a revised theory[J]. Pain Forum, 1996, 5:51 - 66.

[64] Cioffi I, Piccolo A, Tagliaferri R, et al. Pain perception following first orthodon- tic archwire placement - thermoelastic vs superelastic alloys: a randomized controlled trial. Quintessence Int. 2012, 43:61 - 69.

[65] Wang J, Jian F, Chen J, et al. Cognitive behavioral ther: for orthodontic pain control: a randomized trial[J]. J Dent Res, 2012, 81:580 - 585.

[66] Machen DE. Legal aspects of orthodontic practice: risk management concepts. Excellent diagnostic informed consent practice and record keeping make a difference[J]. Am J Orthod Dentofacial Orthop, 1990, 98:381 - 382.

[67] Machen D E. Legal aspects of orthodontic practice: risk management concepts. Disposing of your orthodontic practice: be careful[J]. Am J Orthod Dentofacial Orthop, 1991, 99:486 - 487.

[68] Ohrbach R, Gonzalez Y, List T, et al. Diagnostic criteria for temporomandibular disorders (DC/TMD) Clinical Examination Protocol International RDC/TMD Consortium Network2014[EB/OL]. [March 14, 2014]. http://www.rdc-tmdinterna-tional.or g/Portals/18/protocol_DC- TMD/ DC-TMDProtocol - 2013_06_02.pdf.

[69] Ohrbach R. Disability assessment in temporoman- dibular disorders and masticatory system rehabilitation[J]. J Oral Rehabil, 2010, 37:452 - 480.

[70] List T, Axelsson S. Management of TMD: evidence from systematic reviews and meta-analyses[J]. J Oral Rehabil, 2010, 6:430 - 451.

[71] Michelotti A, Farella M, Vollaro S, et al. Mandibular rest position and electrical activity of the masticatory muscles[J]. J Prosthet Dent, 1997, 78(1):48 - 53.

[72] Turk D C, Rudy T E. Neglected topics in the treatment of chronic pain patients-relapse, noncompliance, and adherence enhancement[J]. Pain, 1991, 44:5 - 28.

[73] Bartilotta B Y, Galang-Boquiren M T, Greene C S. Nonpainful phantom sensations in dentistry: an update on etiologic concepts. 2014, September/ October:2 - 4, General Dentistry, Academy of General Dentistry. [EB/OL]. http://www.agd.org/publications-media/ publications/general-dentistry/general-dentistry- archives.aspx.

[74] Ligas B B, Galang M T S, BeGole E A, et al. Phantom bite: a survey of US orthodontists[J]. Orthodontics, 2011, 12:38 - 47.

05

夜磨牙:
正畸医生需要知道什么？

Gary D. Klasser and Ramesh Balasubramaniam

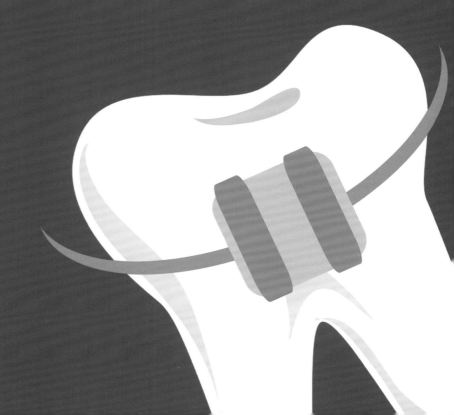

5.1　夜磨牙的定义

美国睡眠医学会在《国际睡眠障碍分类》（第三版）（ICSD-3，详见网页 http://www.aasmnet.org/library/default.aspx?id=9）中列出了常规磨牙的定义，即下颌肌群持续收缩引起的牙关紧闭、磨动牙齿，伴或不伴有下颌绷紧或下颌前伸。此外，磨牙症根据 24 小时的昼夜周期发作的时间也分为两种：夜磨牙（SB——睡眠时发生）、觉醒磨牙（AB——在清醒时发生）[1]。

5.2　夜磨牙的分类

根据 ICSD-3，临床上对夜磨牙的分类标准包括：（A）睡眠时存在经常的或频繁的牙齿磨动的声音。（B）存在以下一个或几个临床症状：①异常的牙齿磨耗，并伴随上述睡眠时牙齿磨动。②下颌肌肉在晨起时疼痛或有疲劳感；伴或不伴有暂时性头痛；伴或不伴有清醒时下颌紧缩，并有上述睡眠时牙齿磨动。应该注意的是，尽管多导睡眠检测（PSG）不是诊断夜磨牙的必需手段，但是如果能通过音视频信号将其与咬肌和 / 或颞肌活动完整地记录下来，将能够提高诊断的可靠性[1]。

夜磨牙根据病因学的不同可分为两类：（A）原发性或特发性 / 自发性夜磨牙，它不伴有明确的病因或任何医学相关的问题。（B）继发性夜磨牙，与身体状态（例如：运动或睡眠障碍、睡眠呼吸障碍、神经或精神状态、药物 / 化学制品）相关。正畸医生应当明确，夜磨牙可以伴随其他睡眠障碍，比如睡眠癫痫、REM（rapid eye movement，快速眼球运动）行为障碍、由上呼吸道阻塞或呼吸暂停通气不足引起的睡眠呼吸障碍[2-3]。

夜磨牙肌活动也可根据严格的肌肉活动标准进行分类（表 5.1）。根据多导睡眠检测和音视频记录（既包括来自门诊的也包括来自睡眠研究室的），以及被称为节律性咀嚼肌活动（RMMA）的咬肌和 / 或颞肌肌电图（EMG）记录的肌肉自发活动类型，夜磨牙可以分成时相型（间歇的）、紧张型（持续的）和混合型[4-5]。绝大多数EMG（88%）

是时相型或者混合型，少数是紧张型的，紧张型的特征是牙关紧闭；这些 EMG 的发生频率是睡眠期间每小时平均 5.4 ～ 5.8 次 [4-6]。

近来，国际的专家组织一致通过了一个新的夜磨牙分类系统，针对临床和研究的目的，把夜磨牙的定义分为三层：疑似的（possible）、可能的（probable）、确定的（definite）（表 5.2）[1]。

表 5.1　通过肌电图（electromyographic，EMG）记录的肌肉活动类型来对磨牙分类的标准

时相型（间歇的）——频率为 1Hz 时，咬肌或颞肌的 EMG 爆发电位达 3 个以上，被两个爆发间隔分隔开，每个爆发持续 0.25 ～ 2.0 s
紧张型（持续的）——1 个 EMG 爆发，持续时间 > 2.0 s
混合型——时相型和紧张型的结合

EMG: electromyographic，肌电图
注意：对于每一个爆发，EMG 上显示 10% ～ 20% 或更多的自发性收缩，而且每个爆发必须持续至少 0.25 s。

表 5.2　针对临床和研究目的的磨牙诊断系统 [1]

疑似的——基于问卷来源的自我评估和 / 或部分临床检查的回忆
可能的——基于自我评估和临床检查的检查报告
确定的——基于自我评估、临床检查报告和多导睡眠检测记录，最好也包含音视频的记录

5.3　流行病学

夜磨牙的患病率很难评估，因为绝大多数的研究都是基于磨牙患者的自我评估，而且不区分夜磨牙和觉醒磨牙。据报道夜磨牙的发病高峰期在儿童时期，进而随着年龄的增加而下降，没有性别差异 [7]。基于对牙齿磨动的自我觉察和自我评估，成年人群中，夜磨牙的患病率约为 8% [7-9]。然而在对儿童和青少年的调查中，由于调查研究的人群年龄分布不同，报道的患病率差异效大（4% ～ 46%）[10-15]。

5.4 危险因素

夜磨牙有着一系列的危险因素，包括吸烟（OR*=1.3）、咖啡因（OR=1.4）、酒精（OR=1.8）以及一些消遣性毒品，比如摇头丸、可卡因、苯丙胺；药物比如选择性5–羟色胺再摄取抑制药或氟哌啶醇；睡眠呼吸障碍（SDB）的问题，比如打呼（OR=1.4）和阻塞性睡眠呼吸障碍（OSA；OR=1.8）[16–22]。

另一方面，夜磨牙是牙齿磨耗、损伤、断裂、肌肉疲劳和酸痛（主要是晨起）、头疼和颞下颌关节紊乱病（TMD）的危险因素。值得注意的是，儿童夜磨牙患者的牙齿磨耗、下颌肌肉疲劳和大开口困难的风险都比较高[16]。

据报道，约66% ~ 88%颅面部疼痛的患者有夜磨牙的症状[23–24]。与常见的观念相反的是，夜磨牙发生率与疼痛发生率和程度之间并不呈正相关[25–26]。更确切地说，在夜磨牙患者群体中，相对于那些夜磨牙频率高的患者（ > 4次 / 小时，睡眠期间），夜磨牙频率低的患者（睡眠时每小时发作2 ~ 4次）反而有着更高的颅面部疼痛和头痛风险[26]。

5.5 合并症

一些医学病症可能与夜磨牙合并发生。其中包括深眠状态在内的睡眠障碍，如梦游、说梦话、尿床、下肢不宁综合征和睡眠呼吸障碍（SDB）[8, 22, 27–32]。此外，其他的病症包括注意缺陷障碍（ADHD）[33–34]、帕金森病[35]、癫痫[36–38]、胃食管反流[39]都可能是夜磨牙的合并症。

5.6 病理生理学

5.6.1 睡眠结构

正常的睡眠分为两个阶段：NREM（non–rapid eye movement，非快速眼动）和

注：OR, odds ratio, 比值比。

REM（快速眼动）阶段。基于脑电图（EEG），NREM 又可以分为三个阶段（N1-N3）。典型的正常睡眠模式是个体经过清醒状态到 NREM（非快速眼动）阶段，接着进入 REM（快速眼动）阶段，随后睡眠在上述两个阶段间重复交替。总的来说，一晚上的睡眠大约由 75% ~ 80% 的 NREM 和 20% ~ 25% 的 REM 构成。人类典型的睡眠循环由 NREM 和 REM 两个阶段交替进行，频率是在一个睡眠周期内约有 4 ~ 6 次循环，每个循环持续时间约 90 ~ 110 min。NREM 能促进机体生理功能的恢复，而 REM 则可以促进心理功能的恢复。

没有健康问题(如慢性疼痛、阻塞性睡眠呼吸暂停)的年轻成年夜磨牙患者(20 ~ 40 岁)表现出正常的睡眠结构[40]。在调查夜间睡眠循环过程中夜磨牙发生情况时发现，相对于第四或第五个循环阶段，夜磨牙更常发作于第二和第三个 NREM 到 REM 的转换时期[41]。夜磨牙更容易在睡眠循环的上升时期，即深度 NREM 到 REM 睡眠的转换期间出现。这与觉醒活动和交感紧张有关[42-43]。此外，值得注意的是，磨牙发作之前会恰巧伴有复杂的生理事件的爆发（表 5.3）。

表 5.3　节律性咀嚼肌活动 / 夜磨牙（RMMA/SB）等口部运动发生前的生理事件顺序[44,169]

时间（在 RMMA 或磨牙发生前）	生理事件
4 ~ 8 min	心脏交感活动增加，副交感活动降低
4 s	皮质 – 脑活动增加（睡眠觉醒） EEG 记录上出现上 α 和 δ 波
1 s	舌骨上肌（下颌开口肌）活动增加（可能是参与了下颌前伸或气道开放） 呼吸及心跳频率增加（心动过速）
0.8 s	节律性咀嚼肌运动 / 夜磨牙（RMMA / SB）发生 适度但很明显的血压升高
节律性咀嚼肌运动（RMMA）开始	发生时相型或者紧张型的咬肌或颞肌（闭口肌群）收缩，伴随或不伴随牙齿磨动。伴随吞咽活动，约有 60% 会发生夜磨牙
注意	约 80% 的 RMMA 发生睡眠觉醒，伴随或不伴随腿或身体的运动
注意	超过 90% 的节律性咀嚼肌运动 / 夜磨牙（RMMA / SB）的发生可以通过心率增加 110% 来预测

RMMA，rhythmic masticatory muscle activity，节律性咀嚼肌运动；EEG，electroencephalography，脑电图；SB，sleep bruxism，夜磨牙

节律性咀嚼肌活动（RMMA）的病理生理学证据支持了这个假说，即这个活动与自主的心脏交感神经兴奋和睡眠觉醒有关 [6, 41, 44-45]。觉醒是睡眠的大脑对外在（环境）和内在（生理和病理）刺激的反应 [46]。这些觉醒或活动时段的意义在于，它们像身体睡眠状态的"窗户"，通过睡眠觉醒来重新调整身体的位置，重设体温，而且一旦感知到危险，就会让人完全清醒，例如，激发或战或逃反应 [47]。在正常的健康成人中，睡眠觉醒的发生频率在每小时 6 ~ 14 次之间，而且倾向于在 NREM 的末期发生 [48]。大约 80% 的夜磨牙行为，例如伴随或不伴随有牙齿磨动的重复性咀嚼肌收缩，在反复觉醒的时段被观测到，然而另外 20% 的夜磨牙的起因还有待调查 [49]。有证据表明，夜磨牙和 RMMA 均与睡眠觉醒有关，这个观点获得一项实验研究支持，即通过刺激扳机点，就可以实验性地诱发磨牙和 RMMA 的发生 [2, 6, 22-23, 50]。有趣的是，这项实验在没有经历过夜磨牙的正常的成人志愿者中是没有效果的，不能引起 RMMA 发作期间的相关表现 [45]。

5.6.2　儿茶酚胺和神经化学

儿茶酚胺（比如多巴胺）、去甲肾上腺素、血清素都可能与夜磨牙的病理生理学过程有关 [20, 40, 51]。研究报道夜磨牙患者尿液中的儿茶酚胺水平比正常人高，这就提示我们压力与夜磨牙有着密不可分的关系 [52-53]。在一个关于多巴胺的初步影像学研究 [54] 中发现，夜磨牙患者的大脑中多巴胺的纹状结合位点分布是不均匀的。然而，年轻的成年夜磨牙患者大脑中，整个纹状多巴胺受体的密度是在正常范围之内的。在临床试验中，L－多巴（多巴胺的一个前体）对夜磨牙可能有抑制作用；然而，溴麦角环肽（多巴胺受体拮抗剂）使用后对夜磨牙却没有任何作用，它也不能恢复纹状多巴胺结合位点平衡 [55-56]。

研究发现吸烟可以加重磨牙的问题，这也提供了间接证据，即通过烟碱受体起作用的胆碱系统，是产生夜磨牙的机制之一 [57-59]。但吸烟加重夜磨牙究竟是确实与烟碱受体的激活有关（警觉增加和大脑觉醒），还是说吸烟作为一种不良的口腔习惯，它可能增加发生夜磨牙的风险，仍有待进一步研究。

5.6.3　压力和社会－心理的影响

压力和社会－心理因素可以诱导夜磨牙发生，这已经是个常识了。研究表明，儿童和成人能自我觉察到的磨牙发生，大多数是在紧张、暴力和过度兴奋的情况下[13, 17, 60-65]。但是绝大多数关于这方面的研究常因为方法的限制而导致证据不充分[66]。在注意力动作测试中，由多导睡眠监测确诊的夜磨牙患者对警觉反应的次数与正常人没有差别[67]。有趣的是，在压力相关的有效测试中，夜磨牙患者的得分明显比正常对照组高很多。这就提示我们，由于特殊的生活方式和个性，夜磨牙患者更有可能会否认生活事件所带来的影响[68-69]。此外，在一个研究案例中，当白天经历了感情或身体的压力刺激，睡眠时期的咬肌肌电图活动会增加[70-71]，然而这个观点在所有的研究中并不一致[72-74]。通过上述的研究结果我们可以得出结论，夜磨牙患者中一定存在着一个亚群，这些人对生活的压力及过度的下颌活动的反应与正常人是不一样的[66, 69, 75]。

5.6.4 基因和遗传的倾向

夜磨牙患者基因及遗传的倾向，已经通过问卷调查或牙齿磨耗实验的方式被研究过了[76]。20% ~ 50% 的夜磨牙患者的家庭中，可能有一个成员在儿童时期也发生过夜磨牙[77-79]。双胞胎的研究表明，同卵双胞胎牙齿磨耗程度的一致性比异卵双胞胎要高[80-81]。此外，86% 的患者夜磨牙症状从儿童持续到成年[80]。在儿童和成人大样本下的队列研究中，基因的因素占到整个表型变量的 52%[82]。相反，Michalowicz 等人[83]通过对 250 人进行问卷及临床研究发现，夜磨牙的发生与基因因素有着很大的关系。到目前为止，尚未发现与夜磨牙相关的遗传变异体或基因遗传的相关模式。但是，近来日本人群病例及对照研究（参与者之间互相没有任何关系）发现，5- 羟色胺受体 C 等位基因载体的核苷酸多态性（rs6313）与夜磨牙的发生有关（OR=4.25）[84]。这个结果第一次揭示了特定的遗传因素是夜磨牙的病因之一。这个结果可以理解为夜磨牙是多因素导致的综合征，其他的一些因素包括另外的候选基因也极有可能是口腔异常行为或活动的病因。

5.6.5 包括牙齿咬合在内的局部因素

从历史观点来说，牙科行业相当确定夜磨牙与咬合因素之间存在直接联系，而且早期的研究发现咬合问题解决后，磨牙也可以减少或消失[85-87]。然而，最近的研究质疑了这个说法，认为咬合因素比如咬合失调或牙齿早接触是夜磨牙的首要因素，但另一些研究却表明不能通过咬合治疗来降低夜磨牙发生率[88-91]。PSG 确诊的成年夜磨牙患者中，牙颌形态（牙弓、咬合）与夜磨牙缺乏相关性[92]。此外，正常人牙齿接触的平均时间大约是 17.5 min / d [93]。在身体没有活动的睡眠期间牙齿通常是不接触的，但是在睡眠觉醒、吞咽或活动时就会有牙齿的接触[94-95]。牙齿的接触似乎有群发性，夜间大约每 90 ~ 120 min 发作，这暗示牙齿的接触是觉醒之后下颌闭口肌群活动的结果，而不是诱因[95-97]。有趣的是，牙列缺失的患者在睡觉时会出现 RMMA，但是他们的假牙却不会磨耗[98-99]。Manfredini 等[100] 的研究指出，诸如殆干扰、正中咬合滑动、咬合关系、覆盖、中线不调等因素在夜磨牙患者致病原因中的作用是很小的，磨牙及非磨牙者之间，咬合的区别是微不足道的。

5.6.6　唾液分泌、气道开放、睡眠时下颌活动

吞咽是口腔的正常的生理活动，在睡眠时发生频率为每小时 5 ~ 10 次，与清醒时（60次 / 小时）相比明显低很多[101]。睡眠时吞咽频率的降低可能与唾液分泌和 / 或反射敏感的降低有关。吞咽似乎主要发生在觉醒相关的轻度 NREM 睡眠中[44, 101]。在正常成人和夜磨牙患者中，吞咽与大约 60% 的 RMMA 活动同时发生[102]。在没有罹患过胃食管反流的夜磨牙患者中，当这些人食管的 pH 下降时，咬肌的活动与 RMMA 的发生是有联系的[39]。吞咽、食管 pH、微觉醒和唾液分泌与睡眠的关系需要进一步研究。

睡眠时，气道的开放与下颌的运动似乎有着某种联系。睡眠时，由于口咽肌的张力下降，下颌打开的时间占到睡眠时间的 90%[94]。下颌及舌体后缀至咽腔内，使上气道变窄[103]。因为重力的缘故，仰卧睡姿使咽腔间隙减少加剧。有趣的是，75% 的RMMA 也是发生在仰卧位时[102]。Khoury 等[104] 报道，在 RMMA 发生时，呼吸幅度的增加与舌骨上肌活动（开口）的增加显著是一致的。呼吸幅度的增加常发生于 RMMA之前，然而这似乎与觉醒时期自主控制更有关系，而不只是为了防止呼吸暂停发生而打开气道的举措。此外，研究表明，当发生呼吸暂停之后很少会有 RMMA 发生[105]。因此，夜磨牙究竟是不是克服上气道陷闭的应急保护机制还有待研究。

5.7 夜磨牙的临床特征

5.7.1 牙齿摩擦音

牙齿摩擦音是夜磨牙的一个主要特征。临床上评估是否存在夜磨牙时，必须要将夜磨牙引起的牙齿摩擦音与口腔及咽喉部发出的其他噪音相区别。这些容易引起混淆的噪音包括：打鼾；打呼噜；无意识呻吟、发声；舌头敲击；咂嘴；颞下颌关节弹响[106]。此外，人体移动和体位变化时引起的床铺发出的声音也要注意排除。由于这些声音往往由同居者最先发现，因此对于独居或无牙的患者，很难获得可靠的磨牙病史。在特定的人群中，磨牙病史出现波动时，要特别关注是否存在相关的咀嚼肌症状或其他的危险因素，例如应激源和用药[58, 107–108]。总的来说，牙齿摩擦音不能作为确诊夜磨牙的唯一决定因素。

5.7.2 牙齿磨耗

关于如何判断牙齿磨耗的严重程度已经有了公开的标准[109–110]。然而，可以引起牙齿磨耗的因素还有很多，例如口腔习惯、食物硬度、酸蚀、营养不良等等。夜磨牙引起的牙齿磨耗与其他原因导致的磨耗并无差异[111]，因此磨耗并不能作为现在存在夜磨牙的准确指征[112]。Menapace 等[113]的研究表明，虽然全部的夜磨牙患者都会有牙齿磨耗，但是亦有 40% 的无症状受试者出现牙齿磨耗。Abe 等[114]认为与对照组受试者（无磨牙症病史或睡眠实验室提供的夜磨牙证据）相比，夜磨牙患者（年轻成人）的牙齿磨耗更严重。但是在不同严重程度（中重度 vs 轻度）夜磨牙患者中，牙齿磨耗的程度并无区别。此外，由于牙齿可能在夜磨牙发生的数年之前就已经被磨耗，因此如果缺少同居者的证实，是无法确认是否存在夜磨牙的。

5.7.3 咀嚼肌症状

夜磨牙引起的肌肉疼痛（肌痛）和功能障碍与其他的相关合并症引起的肌痛和功能障碍有很大的区别。夜磨牙患者晨起时常发生疼痛，而咀嚼肌肌筋膜炎的疼痛往往随时间的推移逐步加剧 [115-116]。其他的一些颞下颌关节紊乱症相关的口颌系统并发症例如开口受限、颞下颌关节弹响，以及关节疼痛等也都有可能同时出现 [117]。虽然原因还不清楚，但是有研究表明患者自述的夜磨牙和 TMD 之间存在相关性 [116, 118]。此外，PSG 研究并不能确定这种关联 [119-121]。Raphael 等 [122] 在一个病例对照研究（124 vs. 46；全为女性）中研究了夜磨牙与肌筋膜 TMD 之间的关系。通过连续两夜的实验室 PSG 观察，发现夜磨牙的发病率在病例组（9.7%）和对照组（10.9%）中并没有统计学差异。他们据此认为在夜磨牙和肌筋膜 TMD 之间并没有关系。但是这项研究忽略了夜磨牙可能诱发肌筋膜 TMD，或者与肌筋膜 TMD 的初次发病相关。他们的研究仅仅强调了针对慢性肌筋膜 TMD 患者采取抑制夜磨牙的治疗可能并不合适。因为肌筋膜 TMD 的患者睡眠时并不会出现过度的磨牙。在采用 PSG 和咬肌 EMG 记录的其他一些研究中发现，在夜磨牙的患者中，有口颌面疼痛的患者比起无疼痛的患者，睡眠中出现磨牙现象的频率以及咀嚼肌肌电活动显著减少 [123-124]。这反映了口颌面疼痛症状与夜磨牙之间的关系在一定程度上取决于失眠，因为睡眠和疼痛存在双向关联 [116, 125-126]。

5.7.4　肌肉肥大

咬肌肥大可以通过双侧触诊发现。当出现咬肌肥大时，牙齿紧咬状态下咬肌的体积大约会增加到松弛状态下的两倍 [2]。然而，咬肌肥大并不一定说明睡眠时肌肉仍处于活动状态，因为清醒状态紧咬牙同样可能导致咬肌肥大 [127]。

5.7.5　清醒状态紧咬牙

如前述，觉醒磨牙（awake bruxism, AB）与夜磨牙在疾病分类上是完全不一样的。自陈问卷调查表明，觉醒磨牙主要是由应激源和 / 或焦虑或多动症诱发或增强的一种反应程序 [107, 128]。夜磨牙的患者经常反映他们存在清醒状态的觉醒磨牙。而与严重夜磨牙患者相比，轻度夜磨牙的患者伴有觉醒磨牙和较大压力的情况更多见 [26]。无论是否有口颌面疼痛，受试者的生理学记录均表明，当存在自然压力（在试验之前）或实验性压力（要求患者心算）时，肌张力、心率和 / 或自主咀嚼 / 紧咬牙的程度均有增加 [129-131]。AB 可能会对牙齿结构（天然牙体和修复体）带来不利的影响，并引起疼痛以及咀嚼肌和关节的功能异常 [120, 132-134]。

5.7.6 头痛

头痛在成年人群中非常常见，其终生患病率高达 85% ~ 95%[135]。儿童中也同样存在头痛的问题，有 70% 的人在其儿童期出现过一次或一次以上的头痛[136-137]。夜磨牙的患者存在头痛病史的比例也很高（60% ~ 90%）[138-140]。已有的研究表明，存在头痛的儿童有很高的概率出现睡眠障碍，包括打鼾和夜磨牙[141]。此外，有研究发现，30% ~ 50% 的成年夜磨牙患者存在早晨（更常见）或日间的头痛[142]。在一项使用 PSG 的描述性研究中发现，在 23 ~ 67 岁的夜磨牙患者中，65% 的患者有早晨时头痛的症状[143]。夜磨牙与头痛的这种关系的确切机制尚不明确，但由于头痛的高发病率，这方面的研究比较困难。

有些患者会因为面部疼痛或 / 和暂时的头部疼痛惊醒，然后疼痛逐渐缓解。当出现这样的典型症状时，夜磨牙可能是导致这种张力型头痛的原因[24, 71, 121]。具体来说，这种晨起的头痛可能是颞肌运动过度后的酸痛[144]。在持续的夜磨牙后，夜磨牙患者可能会在午夜时因为颅面部的疼痛和肌肉紧张惊醒。Kampe 等[62] 的一份研究发现，14% 的夜磨牙患者有夜间疼痛，而 31% 的患者夜间和日间均有疼痛。要注意的是由夜磨牙诱发的夜间痛和头痛可能会与肌纤维痛患者的症状混淆。因为肌纤维痛的患者也会出现肌肉紧张、晨僵、疲劳和失眠[145-146]。

5.7.7 睡眠障碍性呼吸（Sleep Disordered Breathing, SDB）

SDB 是上气道阻力综合征以及 OSA 在内的一组疾病。虽然最近相关的协会已经断言了夜磨牙与 SDB 之间的联系[17]，但是其中的因果关系仍有待进一步的证实。部分研究表明，习惯性打鼾和夜磨牙有相关性[147]。在一项 PSG 的研究中，约 50% 的 OSA 病人（10/21 的成人患者）出现 RMMA 和肌电活动增强[22]。而另一项针对睡眠障碍的 PSG 研究发现，在 53 例肌筋膜痛的患者（其中 75% 符合夜磨牙的自陈标准，但是只有 17% 符合活动性夜磨牙的 PSG 指征）中，43% 的患者罹患两种或两种以上的睡眠障碍，其中失眠症（36%）和 OSA（28.4%）最为常见[119]。另一项研究对一个儿童睡眠中心的 119 例 2 ~ 16 岁鼾症患者进行了 PSG 检测，发现其中 70 例患者存在夜磨牙[148]。一部分临床观察和研究已经间接证实了夜磨牙和 SDB 之间的关系。发现当患者在接受了睡眠障碍的治疗（增殖腺扁桃体切除术和持续气道正压通气）后，夜磨牙的情况也减弱了[149-151]。这些发现支持 RMMA 可能是患者睡眠时为了打开堵塞的气道所产生的口部运动这一假设[104, 152]。值得注意的是，窒息/呼吸困难与觉醒之间的关系和夜磨牙与觉醒的关系是相反的。窒息诱发觉醒反应，而 RMMA 则在觉醒的过程中被诱发[105]。尽管如此，研究中没有发现窒息与 RMMA 的出现有时间上的关联。反而是在窒息结束后常常发生颞肌的强直[22, 29, 153]。总的来说，诱发和加剧夜磨牙患者 RMMA 的因素仍有待进一步研究。

5.7.8　胃食管反流

在一项针对健康年轻成人的研究中发现，食管内 pH 下降与 RMMA 之间有显著的关联。看起来短的肌电脉冲和牙齿紧咬主要出现在仰卧姿态下。值得注意的是，在食管 pH 值降低的时段中（定义为食管内 pH 值以超过 0.4/2 s 的速度快速下降）只有约 10% 的时段发生了牙齿紧咬，而且发生牙齿紧咬出现的数量的次数时段与睡眠姿态无关[154]。更具体的说，RMMA 是在惊醒时发生的胃食管反流的继发事件并经常与吞咽相关联[39]。此外，包含夜磨牙的 RMMA 可以被食管酸化诱发[155]。有学者提出预防胃食管反流和避免仰卧的睡姿可能可以减少夜磨牙的发生频率[154]。总的来说，夜磨牙、唾液增多以及胃食管反流间的生理学联系仍有待探索。

5.8　诊断标准

5.8.1　临床评估

病人以及他们的配偶、父母经常会告诉医生病人有夜磨牙的症状。根据磨牙的病史，通常可以得到一个临床的夜磨牙诊断。其症状包括：不正常的牙齿磨耗，咬肌肥大，咀嚼肌疲劳、不适或疼痛[156]。然而，上述这些临床症状都不是当前夜磨牙活跃的直接证据。以牙齿磨耗为例，虽然大量的研究证实这是一个磨牙症的指征，但仍有很多其他的因素可能影响了牙齿表面的磨耗和侵蚀程度。

现在有一种口内装置（Bruxocore™）可以间接地评估牙体上由于夜磨牙引起的机械冲击[157-158]。这种装置在睡觉时戴用，它包裹患者的上牙列并会在数周后损坏。通过测量其表面磨损的面积和磨耗量反映磨牙的程度。但是，研究发现戴用这种装置后，睡眠时的咀嚼肌活动与牙齿磨耗的程度并不总是相关的。因此，为了可靠精确地诊断夜磨牙，有必要使用电子记录仪来对夜磨牙活动进行检测和归类。同样，当夜磨牙的患者出现诸如口颌面疼痛、头痛、SDB 这些症状时，也有必要在初诊时利用调查问卷进行正确的评估。

5.8.2 动态监测

专家们也尝试过使用动态监测设备观察患者在自己家中时的夜磨牙活动。虽然这种诊断方法有很多优点，例如费用不高，患者处于自然环境下等等，但是这种监测针对夜磨牙的特异性仍有不足 [2]。因为没有音频和视频的同步记录，很难排除患者睡眠时发出的非夜磨牙动作，例如吞咽和搔痒 [159]。目前有一种新的便携式 EMG 设备（Grindcare）® 可以在线记录并处理 EMG 信号，以此检测特定的口腔活动（牙齿摩擦 / 牙齿紧咬）。它还可以用作一种生物反馈装置。由于这种设备是基于夜磨牙相关的 EMG 信号，从而排除了与夜磨牙无关的口颌面活动（吞咽、面容扭曲等），相关的研究都得到了可喜的结果 [160-161]。一项系统评价比较了动态检测设备和 PSG 在夜磨牙诊断中的精确性，结果发现：在该研究设定的条件下，便携式诊断设备的有效性不足以支持非 PSG 诊断技术作为一个独立的诊断指标。Bruxoff ® 设备可能是个例外，但仍有待进一步研究 [162]。

5.8.3 睡眠实验室记录

虽然目前已经有了很多检测睡眠状态下咀嚼肌活动的工具，但是全夜 PSG 音频 – 视频记录（高度可控但是是在非自然环境中）仍然是诊断夜磨牙的金标准。它是目前唯一的可以同时观测睡眠时的脑电图、心电图、肌电图和呼吸信号的方法。但是临床上对夜磨牙诊断时并不常规进行 PSG 检测。因为这种检测费用较高而且耗时较长。当夜磨牙的患者同时出现了其他的睡眠障碍的迹象或症状（特别是 SDB）时才会用到 PSG 检测。在这种情况下，应该推荐患者去睡眠专科医生那里进行进一步的诊治。

5.9 夜磨牙的治疗

目前对夜磨牙的治疗主要是基于控制夜磨牙所带来的有害结果。现有三种方法来处理夜磨牙，分别是：①行为疗法；②咬合治疗；③药物治疗（表 5.4）。特别是准备使用药物治疗时，在治疗之前，需要先了解夜磨牙患者是否有其他的共发疾病（例如 SDB、失眠、多动症、抑郁症、情感障碍、胃食管反流）。在全面考虑患者相关疾病的情况下，可以同时治疗夜磨牙和共发疾病。但也要注意有一些治疗方案可能会加重共发疾病。

表 5.4 夜磨牙的治疗策略

	方法	评价
行为疗法 [160,170–173]	避免危险因素：吸烟，饮酒，咖啡因，滥用药物	弱证据（证实有效）
	放松疗法	弱证据
	良好的睡眠保健	弱证据
	催眠疗法	弱证据
	生物反馈疗法	短期有中等证据
	认知行为疗法	短期有中等证据
咬合治疗	调𬌗/去除𬌗干扰	无效
	𬌗垫 [6, 173–178]	对夜磨牙的抑制只维持了两周，但是可以保护牙体磨耗
	前𬌗垫（例如，Hawley 氏前牙平面导板或微型平面导板）[179–185]	并不比全包绕式𬌗垫更好，没有证据证实长期效果和安全性
	下颌前导装置 [186]	抑制了夜磨牙活动（减少 70%），特别是戴在前伸位置时（患者最大前伸位的 50% ~ 75%）。没有证据证实长期效果和安全性
药物治疗	氯硝西泮 [187]	短期内抑制了 40% 的夜磨牙活动，副作用有耐药性和成瘾性
	丁螺环酮 [188]	弱证据
	可乐定 [189]	抑制了 60% 的夜磨牙；但是可能与严重的早晨低血压有关
	加巴喷丁 [190]	减少了咀嚼肌肌电活动，促进睡眠。需要更多的研究验证
	肉毒毒素 [191, 192]	减少了睡眠时的咀嚼肌肌电活动。短期有效

目前针对夜磨牙的行为疗法，例如认知行为疗法和生物反馈疗法等的疗效仅得到了部分证实。但是毋庸置疑，这些治疗措施是非常廉价和安全的。

与之类似，针对夜磨牙进行的咬合治疗大部分都是可逆的。这种治疗具有较好的短期效果[163]，而且这种疗法没有明显的副作用，有时候也可以长时间应用。然而，现在也有研究指出患者在使用稳定型上颌咬合板治疗夜磨牙的时候出现了打鼾和 OSA 的加重。因此，在使用口内装置治疗夜磨牙的时候需要考虑患者是否有鼾症和 OSA。而下颌咬合板是否有类似副作用仍有待进一步的研究[164-165]。

治疗夜磨牙的多种药物都有潜在的中枢作用机制，包括多巴胺、5- 羟色胺、肾上腺素这些系统。关于这些药物的效果和安全性的证据目前还很少，因此药物治疗只在出现严重症状的患者中使用，而且也只能短期应用[166]。

5.10 夜磨牙对正畸治疗的影响

目前，正畸治疗中夜磨牙的发病率尚无数据。而正畸治疗对夜磨牙的影响也是未知的。反过来说，夜磨牙对正畸治疗的影响也同样未知。理论上看，如果正畸后达到了"理想𬌗"，可能可以减轻夜磨牙和 TMD。针对 296 名儿童和青少年患者的研究发现正畸治疗后前牙的磨耗减轻了[167]。这说明正畸治疗可能与𬌗垫治疗有类似的效果。然而，这项研究并没有排除 AB 的影响，也没有使用 PSG 来对夜磨牙进行精准研究。因此，该研究所谓的"正畸治疗可以暂时阻断或长期缓解肌功能紊乱"是不严谨的。在另一项研究中发现，以往的正畸治疗对磨牙症的发生并没有影响（既不减轻也不加重）[168]。

根据一项随机临床研究，夜磨牙并不是正畸治疗的禁忌证。但是如果患者因为夜磨牙出现了严重的 TMD 症状，则需要在正畸治疗前先处理 TMD。以免因为 TMD 的症状而中断或修改正畸治疗计划。同样，如果患者在正畸治疗中出现了夜磨牙伴有TMD 的症状，则有必要暂时中断矫治，对相关症状进行妥善治疗后再重新开始矫治（见第 3 章）。

在夜磨牙的患者正畸治疗结束后，制作𬌗垫式保持器可以同时起到保持和保护牙列的效果。而标准的可摘式保持器或舌侧丝保持器可能无法承受夜磨牙的力量，需要经常更换。

▶ 注意事项

关键点

1. 夜磨牙主要由中枢神经系统，而不是外周神经系统调节。

2. 夜磨牙不是简单的类似咀嚼的下颌运动，而是咀嚼肌剧烈收缩的有节律的运动。

3. 夜磨牙的治疗需要着眼于保护口颌系统不受磨牙的危害，尽量选择保守的、可逆的治疗。

4. 正畸治疗时需要关注患者夜磨牙和睡眠障碍性呼吸的情况。

5. 正畸医生需要认识到建立"理想𬌗"并不能预防和治疗夜磨牙。

参考文献

[1] Lobbezoo F, Ahlberg J, Glaros A G, et al. Bruxism defined and raded: an international consensus[J]. J Oral Rehabil, 2013, 40:2-4.

[2] Lavigne G J, Manzini C, Kato T. Sleep bruxism[M]// Kryger MH, Roth T, Dement WC. Principles and practice of sleep medicine. 4th ed. Philadelphia: Elsevier, 2005: 946-959.

[3] Saito M, Yamaguchi T, Mikami S, et al. Temporal association between sleep apnea-hypopnea and sleep bruxism events[J]. J Sleep Res, 2014, 23:196-203.

[4] Lavigne G J, Rompre P H, Montplaisir J Y. Sleep bruxism: validity of clinical research diagnostic criteria in a controlled polysomnographic study[J]. J Dent Res, 1996, 75:546-552.

[5] Lavigne G J, Rompre P H, Poirier G, et al. Rhythmic masticatory muscle activity during sleep in humans[J]. J Dent Res, 2001, 80:443-448.

[6] Macaluso G M, Guerra P, Di Giovanni G, et al. Sleep bruxism is a disorder related to periodic arousals during sleep[J]. J Dent Res, 1998, 77:565-573.

[7] Lavigne G J, Montplaisir J Y. Restless legs syndrome and sleep bruxism: prevalence and association among Canadians[J]. Sleep, 1994, 17:739-743.

[8] Ohayon M M, Roberts R E. Comparability of sleep disorders diagnoses using DSM-IV and ICSD classifications with adolescents[J]. Sleep, 2001, 24:920-925.

[9] Maluly M, Andersen M L, Dal-Fabbro C, et al. Polysomnographic study of the prevalence of sleep bruxism in a population sample[J]. J Dent Res, 2013, 92(7 Suppl):597-503.

[10] Simola P, Niskakangas M, Liukkonen K, et al. Sleep problems and daytime tiredness in Finnish preschool-aged children-a community survey[J]. Child Care Health Dev, 2010, 36:805-811.

[11] Petit D, Touchette E, Tremblay RE, et al. Dyssomnias and parasomnias in early childhood[J]. Pediatrics, 2007, 119:e1016-e1025.

[12] Cheifetz A T, Osganian S K, Allred E N, et al. Prevalence of bruxism and associated correlates in children as reported by parents[J]. J Dent Child (Chic), 2005, 72:67-73.

[13] Laberge L, Tremblay R E, Vitaro F, et al. Development of parasomnias from childhood to early adolescence[J]. Pediatrics, 2000, 106 (1 Pt 1):67-74.

[14] Strausz T, Ahlberg J, Lobbezoo F, et al. Awareness of tooth grinding and clenching from adolescence to young adulthood: a nine-year follow-up[J]. J Oral Rehabil, 2010, 37:497-500.

[15] Manfredini D, Restrepo C, Diaz-Serrano K, et al. Prevalence of sleep bruxism in children: a systematic review of the literature[J]. J Oral Rehabil, 2013, 40:631-642.

[16] Carra M C, Huynh N, Morton P, et al. Prevalence and risk factors of sleep bruxism and wake-time tooth clenching in a 7- to 17-yr-old population[J]. Eur J Oral Sci, 2011, 119:386-394.

[17] Ohayon M M, Li K K, Guilleminault C. Risk factors for sleep bruxism in the general population[J]. Chest, 2001, 119:53-61.

[18] Wise M. Citalopram-induced bruxism[J]. Br J Psychiatry, 2001, 178:12.

[19] Baylen C A, Rosenberg H. A review of the acute subjective effects of MDMA/ecstasy[J]. Addiction, 2006, 101:933-947.

[20] Wnocur E, Gavish A, Voikovitch M, et al. Drugs and bruxism: a critical review[J]. J Orofac Pain, 2003, 17:99-111.

[21] Dinis-Oliveira R J, Caldas I, Carvalho F, et al. Bruxism after 3,4-methylenedioxymethamphetamine (ecstasy) abuse[J]. Clin Toxicol (Phila), 2010, 48:863-864.

[22] Sjoholm T T, Lowe A A, Miyamoto K, et al. Sleep bruxism in patients with sleep-disordered breathing[J]. Arch Oral Biol, 2000, 45:889-896.

[23] Bader G, Lavigne G. Sleep bruxism, an overview of an oromandibular sleep movement disorder[J]. Sleep Med Rev, 2000, 4:27-43.

[24] Camparis C M, Siqueira J T. Sleep bruxism: clinical aspects and characteristics in patients with and without chronic orofacial pain[J]. Oral Surg Oral Med Oral Pathol Oral Radiol Endod, 2006, 101:188-193.

[25] Nagamatsu-Sakaguchi C, Minakuchi H, Clark G T, et al. Relationship between the frequency of sleep bruxism and the prevalence of signs and symptoms of temporomandibular disorders in an adolescent population[J]. Int J Prosthodont, 2008, 21:292-298.

[26] Rompre P H, Daigle-Landry D, Guitard F, et al. Identification of a sleep bruxism subgroup with a higher risk of pain[J]. J Dent Res, 2007, 86:837-842.

[27] Bnxni O, Fabrizi P, Ottaviano S, et al. Prevalence of sleep disorders in childhood and adolescence with headache: a case-control study[J]. Cephalalgia, 1997, 17:492-498.

[28] Sforza E, Zucconi M, Petronelli R, et al. REM sleep behavioral disorders[J]. Eur Neurol, 1988, 28:295-300.

[29] Inoko Y S K, Morita O, Kohno M. Relationship between masseter muscle activity and sleep-disordered breathing[J]. Sleep Biol Rhyth, 2004, 2:67-68.

[30] Kato T, Yamaguchi T, Okura K, et al. Sleep less and bite more: sleep disorders associated with occlusal loads during sleep[J]. J Prosthodont Res, 2013, 57:69-81.

[31] Okeson J P, Phillips B A, Berry D T, et al. Nocturnal bruxing events in subjects with sleep-disordered breathing and control subjects[J]. J Craniomandib Disord, 1991, 5:258-264.

[32] Phillips B A, Okeson J, Paesani D, et al. Effect of sleep position on sleep apnea and parafunctional activity[J]. Chest, 1986, 90:424-429.

[33] Silvestri R, Gagliano A, Arico I, et al. Sleep disorders in children with Attention-Deficit/Hyperactivity Disorder (ADHD) recorded overnight by video-polysomnography[J]. Sleep Med, 2009, 10:1132-1138.

[34] Herrera M, ValenciaI, Grant M, et al. Bruxism in children: effect on sleep architecture and daytime cognitive performance and behavior[J]. Sleep, 2006, 29:1143-1148.

[35] Tan E K, Jankovic J, Ondo W. Bruxism in Huntington's disease[J]. Mov Disord, 2000, 15:171-173.

[36] Meletti S, Cantalupo G, Volpi L, et al. Rhythmic teeth grinding induced by temporal lobe seizures[J]. Neurology, 2004, 62:2306-2309.

[37] Bisulli F, Vignatelli L, Naldi I, et al. Increased frequency of arousal parasomnias in families with nocturnal frontal lobe epilepsy: a common mechanism?[J]. Epilepsia, 2010, 51:1852-1860.

[38] Trouper P, Provini F, Bisulli F, et al. Movement disorders in sleep: guidelines for differentiating epileptic from non-epileptic motor phenomena arising from sleep[J]. Sleep Med Rev, 2007, 11:255-267.

[39] Miyawaki S, Tanimoto Y, Araki Y, et al. Association between nocturnal bruxism and gastroesophageal reflux[J]. Sleep, 2003, 26:888-892.

[40] Lavigne G J, Khoury S, Abe S, et al. Bruxism physiology and pathology: an overview for clinicians[J]. J Oral Rehabil, 2008, 35:476-494.

[41] Huynh N, Kato T, Rompre P H, et al. Sleep bruxism is associated to micro-arousals and an increase in cardiac sympathetic activity[J]. J Sleep Res, 2006, 15:339-346.

[42] Halasz P, Terzano M, Parrino L, et al. The nature of arousal in sleep[J]. J Sleep Res, 2004, 13:1-23.

[43] Terzano M G, Parrino L, Boselli M, et al. CAP components and EEG synchronization in the first 3 sleep cycles[J]. Clin Neurophysiol, 2000, 111:283-290.

[44] Lavigne G J, Huynh N, Kato T, et al. Genesis of sleep bruxism: motor and autonomic-cardiac interactions[J]. Arch Oral Biol, 2007, 52:381-384.

[45] Kato T, Rompre P, Montplaisir J Y, et al. Sleep bruxism: an oromotor activity secondary tomicro-arousal[J]. J Dent Res, 2001, 80:1940-1944.

[46] Carra M C, Rompre P H, Kato T, et al. Sleep bruxism and sleep arousal: an experimental challenge to assess the role of cyclic alternating pattern[J]. J Oral Rehabil, 2011, 38:635-642.

[47] Terzano M G, Parrino L. Origin and significance of the Cyclic Alternating Pattern (CAP)[J]. Sleep Med Rev, 2000, 4:101-123.

[48] Terzano M G, Parrino L, Rosa A, et al. C A P and arousals in the structural development of sleep: an integrative perspective[J]. Sleep Med, 2002, 3:221-229.

[49] Kato T, Montplaisir J Y, Guitard F, et al. Evidence that experimentally induced sleep bruxism is a consequence of transient arousal[J]. J Dent Res, 2003, 82:284-288.

[50] Reding G R, Zepelin H, Robinson J E Jr, et al. Nocturnal teeth-grinding: all-night psychophysiologic studies[J]. J Dent Res, 1968, 47:786-797.

[51] Lobbezoo F, Naeije M. Bruxism is mainly regulated centrally, not peripherally[J]. J Oral Rehabil, 2001, 28:1085-1091.

[52] Clark G T, Rugh J D, Handelman S L. Nocturnal masseter muscle activity and urinary catecholamine levels in bruxers. J Dent Res, 1980, 59:1571-1576.

[53] Vanderas A P, Menenakou M, Kouimtzis T, et al. Urinary catecholamine levels and bruxism in children[J]. J Oral Rehabil, 1999, 26:103-110.

[54] Lobbezoo F, Soucy J P, Montplaisir J Y, et al. Striatal D2 receptor binding in sleep bruxism: a controlled study with iodine-123-iodobenzamide and single-photon-emission computed tomography[J]. J Dent Res, 1996, 75:1804-1810.

[55] Lavigne G J, Soucy J P, Lobbezoo F, et al. Double-blind, cross-over, placebo-controlled trial of bromocriptine in patients with sleep bruxism[J]. Clin Neuropharmacol, 2001, 24:145-149.

[56] Lobbezoo F, Lavigne G J, Tanguay R, et al. The effect of catecholamine precursor L-dopa on sleep bruxism: a controlled clinical trial[J]. Mov Disord, 1997, 12:73-78.

[57] Lavigne G L, Lobbezoo F, Rompre P H, et al. Cigarette smoking as a risk factor or an exacerbating factor for restless legs syndrome and sleep bruxism[J]. Sleep, 1997, 20:290-293.

[58] Ahlberg J, Savolainen A, Rantala M, et al. Reported bruxism and biopsychosocial symptoms: a longitudinal study[J]. Community Dent Oral Epidemiol, 2004, 32:307-311.

[59] Madrid G, Madrid S, Vranesh J G, et al. Cigarette smoking andbruxism[J]. Percept Mot Skills, 1998, 87(3 Pt 1):898.

[60] Manfredini D, Landi N, Fantoni F, et al. Anxiety symptoms in clinically diagnosed bruxers[J]. J Oral Rehabil, 2005, 32:584-588.

[61] Pingitore G, Chrobak V, Petrie J. The social and psychologic factors of bruxism[J]. J Prosthet Dent, 1991, 65:443-446.

[62] Kampe T, Tagdae T, Bader G, et al. Reported symptoms and clinical findings in a group of subjects with longstanding bruxing behaviour[J]. J Oral Rehabil, 1997, 24:581-587.

[63] Kampe T, Edman G, Bader G, et al. Personality traits in a group of subjects with long-standing bruxing behaviour[J]. J Oral Rehabil, 1997,, 24:588-593.

[64] Manfredini D, Ciapparelli A, Dell'Osso L, et al. Mood disorders in subjects with bruxing behavior[J]. J Dent, 2005, 33:485-490.

[65] Restrepo C C, Vasquez L M, Alvarez M, et al. Personality traits and temporomandibular disorders in a group of children with bruxing behaviour[J]. J Oral Rehabil, 2008, 35:585-593.

[66] Manfredini D, Lobbezoo F. Role of psychosocial factors in the etiology of bruxism[J]. J Orofac Pain, 2009, 23:153-166.

[67] Major M, Rompre P H, Guitard F, et al. A controlled daytime challenge of motor performance and vigilance in sleep bruxers[J]. J Dent Res, 1999, 78:1754-1762.

[68] Ahlberg K, Ahlberg J, Kononen M, et al. Reported bruxism and stress experience in media personnel with or without irregular shift work[J]. Acta Odontol Scand, 2003, 61:315-318.

[69] Schneider C, Schaefer R, Ommerborn MA, et al. Maladaptive coping strategies in patients with bruxism compared to non-bruxing controls[J]. Int J Behav Med, 2007, 14:257-261.

[70] Funch D P, Gale E N. Factors associated with nocturnal bruxism and its treatment[J]. J Behav Med, 1980, 3:385-397.

[71] Rugh J D, Harlan J. Nocturnal bruxism and temporo-mandibular disorders[J]. Adv Neurol, 1988, 49:329-341.

[72] Makino M, Masaki C, Tomoeda K, et al. The relationship between sleep bruxism behavior and salivary stress biomarker level[J]. Int J Prosthodont, 2009, 22:43-48.

[73] Pierce C J, Chrisman K, Bennett M E, et al. Stress, anticipatory stress, and psychologic measures related to sleep bruxism[J]. J Orofac Pain, 1995, 9:51.

[74] Watanabe T, Ichikawa K, Clark G T. Bruxism levels and daily behaviors: 3 weeks of measurement and correlation[J]. J Orofac Pain, 2003, 17:65-73.

[75] Giraki M, Schneider C, Schafer R, et al. Correlation between stress, stress-coping and current sleep bruxism[J]. Head Face Med, 2010, 6:2.

[76] Lobbezoo F, Visscher C M, Ahlberg J, et al. Bruxism and genetics: a review of the literature[J]. J Oral Rehabil, 2014, 41:709-714.

[77] Abe K, Shimakawa M. Genetic and developmental aspects of sleep talking and teeth-grinding[J]. Acta Paedopsychiatr, 1966, 33:339-344.

[78] Kuch E V, Till M, Messer L B. Bruxing and non-bruxing children: a comparison of their personality traits[J]. Pediatr Dent, 1979, 1:182-187.

[79] Reding G R, Rubright W C, Zimmerman SO. Incidence of bruxism[J]. J Dent Res, 1966, 45:1198-1204.

[80] Hublin C, Kaprio J, Partinen M, et al. Sleep bruxism based on self-report in a nationwide twin cohort[J]. J Sleep Res, 1998, 7:61-67.

[81] Lindqvist B. Bruxism in twins[J]. Acta Odontol Scand, 1974, 32:177-187.

[82] Rintakoski K, Hublin C, Lobbezoo F, et al. Genetic factors account for half of the phenotypic variance in liability to sleep-related bruxism in young adults: a nationwide Finnish twin cohort study[J]. Twin Res Hum Genet, 2012, 15:714-719.

[83] Michalowicz B S, Pihlstrom B L, Hodges JS, et al. No heritability of temporomandibular joint signs and symptoms[J]. J Dent Res, 2000, 79:1573-1578.

[84] Abe Y, Suganuma T, Ishii M, et al. Association of genetic, psychological and behavioral factors with sleep bruxism in a Japanese population[J]. J Sleep Res, 2012, 21:289-296.

[85] Ramfjord S P. Bruxism, a clinical and electromyographic study[J]. J Am Dent Assoc, 1961, 62:21-44.

[86] Ash M M, Ramfjord S P. Occlusion[M]. 4th ed. Philadelphia: W B Saunders, 1995.

[87] Guichet N E. Occlusion: a teaching manual[M]. Anaheim: The Denar Corporation, 1977.

[88] Rugh J D, Barghi N, Drago CJ. Experimental occlusal discrepancies and nocturnal bruxism[J]. J Prosthet Dent, 1984, 51:548-553.

[89] Kardachi B J, Bailey J O, Ash M M. A comparison of biofeedback and occlusal adjustment on bruxism[J]. J Periodontol, 1978, 49:367-372.

[90] Tsukiyama Y, Baba K, Clark G T. An evidence-based assessment of occlusal adjustment as a treatment for temporomandibular disorders[J]. J Prosthet Dent, 2001, 86:57-66.

[91] Clark G T, Tsukiyama Y, Baba K, et al. Sixty-eight years of experimental occlusal interference studies: what have we learned?[J]. J Prosthet Dent, 1999, 82:704-713.

[92] Lobbezoo F, Rompre P H, Soucy J P, et al. Lack of associalions between occlusal and cephalometric measures, side imbalance in striatal D2 receptor binding, and sleep-related oromotor activities[J]. J Orofac Pain, 2001, 15:64-71.

[93] Graf H. Bruxism[J]. Dent Clin North Am, 1969, 13:659-665.

[94] Miyamoto K, Ozbek M M, Lowe A A, et al. Mandibular posture during sleep in healthy adults[J]. Arch Oral Biol, 1998, 43:269-275.

[95] Powell R N. Tooth contact during sleep: association with other events[J]. J Dent Res, 1965, 44:959-967.

[96] Baba K, Clark G T, Watanabe T, et al. Bruxism force detection by a piezoelectric film-based recording device in sleeping humans[J]. J Orofac Pain, 2003, 17:58-64.

[97] Powell R N, Zander H A. The frequency and distribution of tooth contact during sleep[J]. J Dent Res, 1965, 44:713-717.

[98] Okeson J P, Phillips B A, Berry D T, et al. Nocturnal bruxing events in healthy geriatric subjects[J]. J Oral Rehabil, 1990, 17:411-418.

[99] Von Gonten A S, Palik J F, Oberlander B A, et al. Nocturnal electromyographic evaluation of masseter muscle activity in the complete denture patient[J]. J Prosthet Dent, 1986, 56:624-629.

[100] Manfredini D, Visscher C M, Guarda-Nardini L, et al. Occlusal factors are not related to self-reportedbruxism[J]. J Orofac Pain, 2012, 26:163-167.

[101] Lichter I, Muir R C. The pattern of swallowing during sleep[J]. Electroencephalogr Clin Neurophysiol, 1975, 38:427-432.

[102] Miyawaki S, Lavigne G J, Pierre M, et al. Association between sleep bruxism, swallowing-related laryngeal movement, and sleep positions[J]. Sleep, 2003, 26:461-465.

[103] Kato T L G. Sleep bruxism: a sleep-related movement disorder[J]. Sleep Med Clin, 2010, 5:9-35.

[104] Khoury S, Rouleau G A, Rompre P H, et al. A significant increase in breathing amplitude precedes sleep bruxism[J]. Chest, 2008, 134:332-337.

[105] Kato T. Sleep bruxism and its relation to obstructive sleep apnea-hypopnea syndrome[J]. Sleep Biol Rhythms, 2004, 2:1-15.

[106] Kato T, Thie N M, Montplaisir J Y, et al. Bruxism and orofacial movements during sleep[J]. Dent Clin North Am, 2001, 45:657-684.

[107] Egermark I, Carlsson G E, Magnusson T. 20-year longitudinal study of subjective symptoms of temporomandibular disorders from childhood to adulthood[J]. Acta Odontol Scand, 2001, 59:40-48.

[108] Lavigne G J, Guitard F, Rompre P H, et al. Variability in sleep bruxism activity over time[J]. J Sleep Res, 2001, 10:237-244.

[109] Johansson A, Haraldson T, Omar R, et al. A system for assessing the severity and progression of occlusal tooth wear[J]. J Oral Rehabil, 1993, 20:125-131.

[110] Lobbezoo F, Naeije M. A reliability study of clinical tooth wear measurements[J]. J Prosthet Dent, 2001, 86:597-602.

[111] Pergamalian A, Rudy T E, Zaki H S, et al. The association between wear facets, bruxism, and severity of facial pain in patients with temporomandibular disorders[J]. J Prosthet Dent, 2003, 90:194-200.

[112] Lavigne G J, Goulet J P, Zuconni M, et al. Sleep disorders and the dental patient: an overview[J]. Oral Surg Oral Med Oral Pathol Oral Radiol Endod, 1999, 88:257-272.

[113] Menapace S E, Rinchuse D J, Zullo T, et al. The dentofacial morphology of bruxers versus non-bruxers[J]. Angle Orthod, 1994, 64:43-52.

[114] Abe S, Yamaguchi T, Rompre P H, et al. Tooth wear in young subjects: a discriminator between sleep bruxers and controls?[J]. Int J Prosthodont, 2009, 22:342-350.

[115] Dao T T, Lund J P, Lavigne G J. Comparison of pain and quality of life in bruxers and patients with myo-fascial pain of the masticatory muscles[J]. J Orofac Pain, 1994, 8:350-356.

[116] Svensson P, Jadidi F, Arima T, et al. Relationships between craniofacial pain and bruxism[J]. J Oral Rehabil, 2008, 35:524-547.

[117] Okeson J P. Occlusal appliance therapy[M]// Management of temporomandibular disorders and occlusion. 6th ed. St. Louis: Mosby, 2008: 468-497.

[118] Lobbezoo F, Lavigne G J. Do bruxism and temporomandibular disorders have a cause-and-effect relationship?[J]. J Orofac Pain, 1997, 11:15-23.

[119] Smith M T, Wckwire E M, Grace E G, et al. Sleep disorders and their association with laboratory pain sensitivity in temporomandibular joint disorder[J]. Sleep, 2009, 32:779-790.

[120] Rossetti L M, Pereira de Araujo Cdos R, Rossetti P H, et al. Association between rhythmic masticatory muscle activity during sleep and masticatory myofascial pain: a polysomnographic study[J]. J Orofac Pain, 2008, 22:190-200.

[121] Camparis C M, Formigoni G, Teixeira M J, et al. Sleep bruxism and temporomandibular disorder: clinical and polysomnographic evaluation[J]. Arch Oral Biol, 2006, 51:721-728.

[122] Raphael K G, Sirois D A, Janal M N, et al. Sleep bruxism and myofascial temporomandibular disorders: a laboratory-based polysomnographic investigation[J]. J Am Dent Assoc, 2012, 143:1223-1231.

[123] Arima T, Arendt-Nielsen L, Svensson P. Effect of jaw muscle pain and soreness evoked by capsaicin before sleep on orofacial motor activity during sleep[J]. J Orofac Pain, 2001, 15:245-256.

[124] Lavigne G J, Rompre P H, Montplaisir J Y, et al. Motor activity in sleep bruxism with concomitant jaw muscle pain. A retrospective pilot study[J]. Eur J Oral Sci, 1997, 105:92-95.

[125] Okifuji A, Hare B D. Do sleep disorders contribute to pain sensitivity?[J]. Curr Rheumatol Rep, 2011, 13:528-534.

[126] Merrill R. Orofacial pain and sleep[J]. Sleep Med Clin, 2010, 5:131-144.

[127] Kato T, Dal-Fabbro C, Lavigne GJ. Current knowledge on awake and sleep bruxism: overview[J]. Alpha Omegan, 2003, 96:24-32.

[128] Glaros A G. Incidence of diurnal and nocturnal bruxism[J]. J Prosthet Dent, 1981, 45:545-549.

[129] Ruf S, Cecere F, Kupfer J, et al. Stress-induced changes in the functional electromyographic activity of the masticatory muscles[J]. Acta Odontol Scand, 1997, 55:44-48.

[130] Carlson C R, Okeson J P, Falace D A, et al. Comparison of psychologic and physiologic functioning between patients with masticatory muscle pain and matched controls. J Orofac Pain. 1993, 7:15-22.

[131] Rao S M, Glaros A G. Electromyographic correlates of experimentally induced stress in diurnal bruxists and normals[J]. J Dent Res, 1979, 58:1872-1878.

[132] Carlsson G E, Egermark I, Magnusson T. Predictors of signs and symptoms of temporomandibular disorders: a 20-year follow-up study from childhood to adulthood[J]. Acta Odontol Scand, 2002, 60:180-185.

[133] Van Selms M K, Lobbezoo F, Visscher C M, et al. Myofascial temporomandibular disorder pain, parafunctions and psychological stress[J]. J Oral Rehabil, 2008, 35:45-52.

[134] Velly A M, Gornitsky M, Philippe P. A case-control study of temporomandibular disorders: symptomatic disc displacement[J]. J Oral Rehabil, 2002, 29:408-416.

[135] Biondi D M. Headaches and their relationship to sleep[J]. Dent Clin North Am, 2001, 45:685-700.

[136] Laurell K, Larsson B, Eeg-Olofsson O. Prevalence of headache in Swedish schoolchildren, with a focus on tension-type headache[J]. Cephalalgia, 2004, 24:380-388.

[137] Zwart J A, Dyb G, Holmen T L, et al. The prevalence of migraine and tension-type headaches among adolescents in Norway. The Nord-Trondelag Health Study (Head-HUNT-Youth), a large population-based epidemiological study[J]. Cephalalgia, 2004, 24:373-379.

[138] Molina O F, Dos Santos J Jr, Nelson S J, et al. Prevalence of modalities of headaches and bruxism among patients with craniomandibular disorder[J]. Cranio, 1997, 15:314-325.

[139] Hamada T, Kotani H, Kawazoe Y, et al. Effect of occlusal splints on the EMG activity of masseter and temporal muscles in bruxism with clinical symptoms[J]. J Oral Rehabil, 1982, 9:119-123.

[140] Yustin D, Neff P, Rieger M R, et al. Characterization of 86 bruxing patients with long-term study of their management with occlusal devices and other forms of therapy[J]. J Orofac Pain, 1993, 7:54-60.

[141] Miller V A, Palermo T M, Powers S W, et al. Migraine headaches and sleep disturbances in children[J]. Headache, 2003, 43:362-368.

[142] Lavigne G, Palla S. Transient morning headache: recognizing the role of sleep bruxism and sleep-disordered breathing[J]. J Am Dent Assoc, 2010, 141:297-299.

[143] Bader G G, Kampe T, Tagdae T, et al. Descriptive physiological data on a sleep bruxism population[J]. Sleep, 1997, 20:982-990.

[144] Lund J P. Pain and the control of muscles[M]// Fricton JR, Dubner R Advances in pain research and therapy, Orofacial pain and temporomandibular disorders, vol, 21. New York: Raven, 1995: 103-115.

[145] Wolfe E, Smythe H A, Yunus M B, et al. The American College of Rheumatology 1990 criteria for the classification of fibromyalgia. Report of the Multicenter Criteria Committee[J]. Arthritis Rheum, 1990, 33:160-172.

[146] Moldofsky H K. Disordered sleep in fibromyalgia and related myofascial facial pain conditions[J]. Dent Clin North Am, 2001, 45:701-713.

[147] Ng D K, Kwok K L, Poon G, et al. Habitual snoring and sleep bruxism in a paediatric outpatient population in Hong Kong[J]. Singapore Med J, 2002, 43:554-556.

[148] Sheldon S H. Obstructive sleep apnea and bruxism in children[J]. Sleep Med Clin, 2010, 5:163-168.

[149] DiFrancesco R C, Junqueira PA, Trezza PM, et al. Improvement of bruxism after T & A surgery[J]. Int J Pediatr Otorhinolaryngol, 2004, 68:441-445.

[150] Eftekharian A, Raad N, Gholami-Ghasri N. Bruxism and adenotonsillectomy[J]. Int J Pediatr Otorhinolaryngol, 2008, 72:509-511.

[151] Oksenberg A, Arons E. Sleep bruxism related to obstructive sleep apnea: the effect of continuous positive airway pressure[J]. Sleep Med, 2002, 3:513-515.

[152] Lavigne G J, Kato T, Kolta A, et al. Neurobiological mechanisms involved in sleep bruxism[J]. Crit Rev Oral Biol Med, 2003, 14:30-46.

[153] Yoshida K. A polysomnographic study on masticatory and tongue muscle activity during obstructive and central sleep apnea[J]. J Oral Rehabil, 1998, 25:603-609.

[154] Miyawaki S, Tanimoto Y, Araki Y, et al. Relationships among nocturnal jaw muscle activities, decreased esophageal pH, and sleep positions[J]. Am J Orthod Dentofacial Orthop, 2004, 126:615-619.

[155] Ohmure H, Oikawa K, Kanematsu K, et al. Influence of experimental esophageal acidification on sleep bruxism: a randomized trial[J]. J Dent Res, 2011, 90:665-671.

[156] American Academy of Sleep Medicine. Sleep relatedbruxism[M]// American Academy of Sleep Medicine. ICSD-2 International classification of sleep disorders: diagnosis and coding manual. Westchester: American Academy of Sleep Medicine, 2005: 189-192.

[157] Ommerborn M A, Giraki M, Schneider C, et al. A new analyzing method for quantification of abrasion on the Bruxcore device for sleep bruxism diagnosis[J]. J Orofac Pain, 2005, 19:232-238.

[158] Pierce C J, Gale E N. Methodological considerations concerning the use of Bruxcore Plates to evaluate nocturnal bruxism[J]. J Dent Res, 1989, 68:1110-1114.

[159] Dutra K M, Pereira F J Jr. Rompre P H, et al. Oro-facial activities in sleep bruxism patients and in normal subjects: a controlled polygraphic and audio-video study[J]. J Oral Rehabil, 2009, 36:86-92.

[160] Jadidi F, Castrillon E, Svensson E. Effect of conditioning electrical stimuli on temporalis electromyographic activity during sleep[J]. J Oral Rehabil, 2008, 35:171-183.

[161] Jadidi F, Castrillon EE, Nielsen P, et al. Effect of contingent electrical stimulation on jaw muscle activity during sleep: a pilot study with a randomized controlled trial design[J]. Acta Odontol Scand, 2013, 71:1050-1062.

[162] Manfredini D, Ahlberg J, Castroflorio T, et al. Diagnostic accuracy of portable instrumental devices to measure sleep bruxism: a systematic literature review of polysomnographic studies[J]. J Oral Rehabil, 2014, 4:836-842.

[163] Huynh N T, Rompre P H, Montplaisir J Y, et al. Comparison of various treatments for sleep bruxism using determinants of number needed to treat and effect size[J]. Int J Prosthodont, 2006, 19:435-441.

[164] Gagnon Y, Mayer P, Morisson F, et al. Aggravation of respiratory disturbances by the use of an occlusal splint in apneic patients: a pilot study[J]. Int J Prosthodont, 2004, 17:447-453.

[165] Nikolopoulou M, Ahlberg J, Visscher C M, et al. Effects of occlusal stabilization splints on obstructive sleep apnea: a randomized controlled trial[J]. J Orofac Pain, 2013, 27:199-205.

[166] Huynh N, Manzini C, Rompre P H, et al. Weighing the potential effectiveness of various treatments for sleep bruxism[J]. J Can Dent Assoc, 2007, 73:727-730.

[167] Hirsch C. No increased risk of temporomandibular disorders and bruxism in children and adolescents during orthodontic therapy[J]. J Orofac Orthop, 2009, 70:39-50.

[168] Fujita Y, Motegi E, Nomura M, et al. Oral habits of temporomandibular disorder patients with malocclusion[J]. Bull Tokyo Dent Coll, 2003, 44:201-207.

[169] Nashed A, Lanfranchi P, Rompre P, et al. Sleep bruxism is associated with a rise in arterial blood pressure[J]. Sleep, 2012, 35:529-536.

[170] Shulman J. Teaching patients how to stop bruxing habits[J]. J Am Dent Assoc, 2001, 132:1275-1277.

[171] Lobbezoo F, van der Zaag J, van Selms M K, et al. Principles for the management of bruxism[J]. J Oral Rehabil, 2008, 35:509-523.

[172] Weselmann-Penkner K, Janda M, Lorenzoni M, et al. A comparison of the muscular relaxation effect of TENS and EMG-biofeedback in patients withbruxism[J]. J Oral Rehabil, 2001, 28:849-853.

[173] Ommerborn M A, Schneider C, Giraki M, et al. Effects of an occlusal splint compared with cognitive-behavioral treatment on sleep bruxism activity[J]. Eur J Oral Sci, 2007, 115:7-14.

[174] Nascimento L L, Amorim C F, Giannasi L C, et al. Occlusal splint for sleep bruxism: an electromyographic associated to Helkimo Index evaluation[J]. Sleep Breath, 2008, 12:275-280.

[175] Harada T, Ichiki R, Tsukiyama Y, et al. The effect of oral splint devices on sleep bruxism: a 6-week observation with an ambulatory electromyographic recording device[J]. J Oral Rehabil, 2006, 33:482-488.

[176] Van der Zaag J, Lobbezoo F, Wicks D J, et al. Controlled assessment of the efficacy of occlusal stabilization splints on sleep bruxism[J]. J Orofac Pain, 2005, 19:151-158.

[177] Dube C, Rompre P H, Manzini C, et al. Quantitative polygraphic controlled study on efficacy and safety of oral splint devices in tooth-grinding subjects[J]. J Dent Res, 2004, 83:398-403.

[178] Macedo C R, Silva A B, Machado M A, et al. Occlusal splints for treating sleep bruxism (tooth grinding)[J]. Cochrane Database Syst Rev, 2007(4):CD005514.

[179] Daif E T. Correlation of splint therapy outcome with the electromyography of masticatory muscles in temporomandibular disorder with myofascial pain[J]. Acta Odontol Scand, 2012, 70:72-77.

[180] Stapelmann H, Turp J C. The NTI-tss device for the therapy of bruxism, temporomandibular disorders, and headache-where do we stand? A qualitative systematic review of the literature[J]. BMC Oral Health, 2008, 8:22.

[181] Jokstad A, Mo A, Krogstad B S. Clinical comparison between two different splint designs for temporomandibular disorder therapy[J]. Acta Odontol Scand, 2005, 63:218-226.

[182] Baad-Hansen L, Jadidi F, Castrillon E, et al. Effect of a nociceptive trigeminal inhibitory splint on electromyographic activity in jaw closing muscles during sleep[J]. J Oral Rehabil, 2007, 34:105-111.

[183] Jokstad A. The NTI-tss device may be used successfully in the management of bruxism and TMD[J]. Evid Based Dent, 2009, 10:23.

[184] De Tommaso M, Shevel E, Pecoraro C, et al. Intra-oral orthosis vs amitriptyline in chronic tension-type headache: a clinical and laser evoked potentials study[J]. Head Face Med, 2006, 2:15.

[185] Scrivani S J, Keith D A, Kaban L B. Temporomandibular disorders[J]. N Engl J Med, 2008, 359:2693-2705.

[186] Landry-Schonbeck A, de Grandmont P, Rompre P H, et al. Effect of an adjustable mandibular advancement appliance on sleep bruxism: a crossover sleep laboratory study[J]. Int J Prosthodont, 2009, 22:251-259.

[187] Saletu A, Parapatics S, Anderer P, et al. Controlled clinical, polysomnographic and psychometric studies on differences between sleep bruxers and controls and acute effects of clonazepam as compared with placebo[J]. Eur Arch Psychiatry Clin Neurosci, 2010, 260:163-174.

[188] Ranjan S C P, Prabhu S. Antidepressant-induced bruxism: need forbuspirone?[J]. Int J Neuropsychopharmacol, 2006, 9:485-487.

[189] Carra M C, Macaluso G M, Rompre P H, et al. Clonidine has a paradoxical effect on cyclic arousal and sleep bruxism during NREM sleep[J]. Sleep, 2010, 33:1711-1716.

[190] Madam A S, Abdollahian E, Khiavi H A, et al. The efficacy of gabapentin versus stabilization splint in management of sleep bruxism[J]. J Prosthodont, 2013, 22:126-131.

[191] Lee S J, McCall W D Jr. Kim Y K, et al. Effect of botulinum toxin injection on nocturnal bruxism: a randomized controlled trial[J]. Am J Phys Med Rehabil, 2010, 89:16-23.

[192] Shim Y J, Lee M K, Kato T, et al. Effects of botulinum toxin on jaw motor events during sleep in sleep bruxism patients: a polysomnographic evaluation[J]. J Clin Sleep Med, 2014, 10:291-298.

06

正畸与颞下颌关节紊乱病

Sanjivan Kandasamy and Donald J. Rinchuse

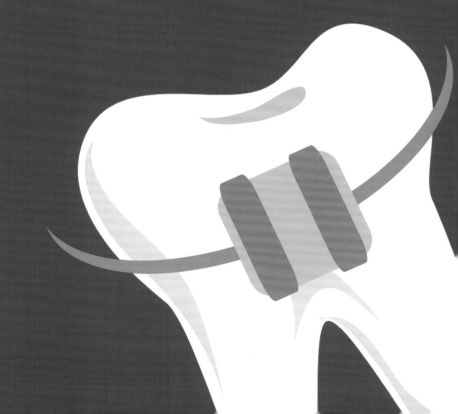

6.1 概述

1987 年，美国的具有里程碑意义的 Brimm 诉讼 Malloy 案件 [1] 促使对正畸治疗是否会引起颞下颌关节紊乱病（TMD）这一问题的研究更加深入。Brimm 案导致密歇根州一位正畸医生因涉嫌造成一 16 岁女孩颞下颌关节紊乱症而被判赔偿 100 万美元。正畸治疗涉及拔除两个上颌第一前磨牙和使用头帽，以解决患者的 II 类 I 分类错𬌗畸形。原告经历的 TMD 症状是去除矫治器后的颞下颌关节疼痛和头痛。关于这些 TMD 症状的原因的论点是正畸治疗导致上颌切牙的过度内收，引起下颌骨远中位移，并从而导致颞下颌关节内紊乱。尽管这样的说法背后缺少科学依据，在最初的法庭审判中，陪审团判原告获赔 85 万美元。

1982 年随着美国牙科协会召开的首次 TMD 会议 (1982 年 6 月举行，1983 年 1 月发表结果)，美国牙科行业承认了 TMD 的重要性。然而，直到 1987 年这个著名的 TMD 案件，正畸界才开始研究与 TMD 相关的咬合课题、髁突位置和正畸；显然，这项急需的研究必须从循证的角度进行。Brimm 案后的众多研究对关于咬合、髁突位置、正畸和 TMD 之间的关系的理解提供了宝贵的信息。

本章的目的是研究关于咬合和错𬌗畸形，髁突位置和可能涉及 TMD 的正畸的关键问题。对功能性咬合、内部紊乱、关节成像和正畸中𬌗架的作用也进行了讨论。

6.2 正畸与 TMD：争论的演变

TMD 的现代史基本上开始于 1934 年。耳鼻喉科专家 James Costen 基于 11 个病例的分析描述了关于颞下颌关节（TMJ）和耳的综合征（Costen 综合征）[3-4]。病因被认为是牙齿缺失后牙齿垂直距离的丧失导致的下颌咬合过度。Costen 综合征的症状包括TMJ弹响，颌内及颌周围的疼痛，下颌张开受限，肌筋膜压痛/疼痛以及耳部的症状，如头晕、耳鸣、疼痛和听力受损。解剖学中，TMJ 与外耳道及相关结构的距离十分接近，被认为会导致耳部的症状。在将近十年后，著名的解剖学家 Harry Sicher 从解剖学的角度证明了 Costen 综合征是荒谬的。[5-6] 尽管 Costen 提议的病因被推翻，他们形成了一个适用于各种基于 TMD 病因理论的初始的基准框架。包括下颌受限，垂直距离的减少，髁突错位，殆干扰或不和谐，颅骨下颌骨排列异常。所有这些极大地引发了牙医们的兴趣、深入了解和积极参与，他们开始评估和处理这些问题。牙医们也将咬合作为 TMD 的主要致病因素而给予更多的关注。

同一时期，伊利诺伊州州立大学正畸学院主席 Alan Brodie 博士（Edward H. Angle 博士的学生）写了正畸方面关于 TM 关节情况的鉴别诊断[7-8]。在 20 世纪 40 年代、50 年代和 60 年代，一些著名的正畸医生，比如 Thompson[9-11]，Moyers[12]，Ricketts[13] 和 Perry[14-15] 建议正畸医生在他们的实践中将下颌运动、咬合和 TMJ 作为重要因素考虑。但直到 20 世纪 70 年代初 "殆修复学" 观点才由 Ronald H. Roth 博士引入正畸学[16-20]。Roth 推想正畸类似于口腔修复（prosthodontics / restorative den-tistry），比如全口重建，而它们的区别在于正畸医生没有 "磨除" 牙齿。和传统的殆修复学观点一致，Roth 相信咬合的不和谐和髁突位置不当会导致 TMJ 紊乱[16-20]。因此，除了 Angle[21-22] 和 Andrews[23] 所阐述的达到一个最佳的静态咬合，正畸医生有义务使患者达到殆学最佳的功能性咬合和髁突关系。殆学的目标如下：

- 达到尖牙保护（相互保护）殆
- 达到患者的正中殆（最大牙尖交错）和后上（目前是前上）正中关系髁突位置一致
- 将患者的牙齿石膏模型安装到殆架上，获得特定的正中咬合记录（咬合力），从而分析患者的咬合和正中关系（CR）位置之间的差异

当正畸治疗没有实现这些殆学目标时，患者被认为可能将会患 TMD。这个想法扩展为正畸医生可以通过纠正现有的错殆畸形、相关的功能失调以及不正确的 CR 位置来减轻或治愈 TMD[16-20]。也有人争辩说当正畸医生忽视殆正畸学的功能性咬合 /CR 目标时，正畸治疗可能会导致 TMD[16-20]。

过去的殆学 / 正畸学的观点是没有证据依据的，这些年积累的科学证据已经反驳了其中大部分（几乎全部）观点。口内遥测研究[24-27] 以及大量后续的科学数据，已经支持了目前咬合和 / 或髁突位置（CR）不是造成 TMD 的主要原因的观念[2, 28-35]。重要的是，现代循证的观点并不认为咬合及髁突位置与 TMD 完全无关，而是它们顶多扮演次要角色。在 TMD 的诊断和治疗中患者咬合的总体评价是很重要的——"作为初期口腔检查的一部分以确定和消除总体咬合不调，咬合的评估是很有必要的……"[34]。总体殆干扰引起或造成牙齿活动、松动，下颌闭合及运动的偏差或偏斜应该被评估以进行可能的治疗。

6.3 什么是 TMDs？

TMDs 由一组涉及颞下颌关节的肌肉骨骼和神经肌肉组织构成，包括 TMJs、咀嚼肌和相关组织。TMDs 大体分为关节 / 盘紊乱和咀嚼肌紊乱。咀嚼肌紊乱包括肌肉疼痛、炎症、挛缩、肥大、肿瘤和运动障碍。颞下颌关节紊乱包括关节疼痛、炎症、变性、肿瘤、盘移位、活动度过小、活动度过大、先天性或发育障碍和骨折[2, 29, 32]（见第 2 章）。由于对这其中大多数疾病的病因和自然进程的认识有限，TMDs 分类仍然是一个不断发展的课题。因定义 TMD 的病因存在困难，当代 TMD 的诊断和治疗是基于解决症状而不是探寻原因，这几乎不需要关注个体致病因素。类似于其他肌肉骨骼疾病的治疗，对 TMD 的管理通常是姑息治疗和对症治疗，主要是针对减轻肌肉和关节的疼痛，降低负荷，并促进患者生理功能和生活质量的恢复。TMD 的治疗在大多数情况下应该是保守的、可逆的、基于科学证据的[36]（见第 3 章和第 8 章）。

目前尚未发现一般正畸治疗会导致 TMD[37-43]。正畸通常被描述为 TMD"中性"，因为它既不导致也不治愈（或缓解）TMD[37]。正畸不能阻止错殆畸形患者 TMD 的发展[32]。因此，对正畸医生或者其他牙科专业人员来说，建议患者和孩子的家长选择正畸治疗解决孩子的错殆畸形以减轻未来 TMD 发展的风险，这是缺乏依据的。任何特定类型的正畸治疗方法或装置的使用，如矫治器、弹力线、颏兜、是否拔牙，都没有被证明会导致患 TMD 的风险增加[35-53]。

6.4 咬合，错殆畸形和 TMD

牙医们就咬合和错殆畸形在导致 TMD 中扮演的角色讨论了很多年。大量的研究已经调查了咬合和 TMD 在功能和形态方面的关系；有一些研究已经表明了它们在统计学上有显著的关系（不是因果），而另一些报道说没有关系。这些发现的差异可以归咎于许多此类调查的研究设计存在问题。主要问题有：疾病状态的相关症状（比如无疼痛的关节弹响）无法建立鉴别诊断，样本小且异样并且对照组和控制组缺乏控制或匹配较差，样本选择偏差的问题，不同检查者间和同一检查者的差异，未能排除促进因素，或者未能抵消混杂变量[42, 44]。

人们对一些功能和形态上的咬合关系已经进行了调查，其中的一小部分被认为会导致 TMD[42, 44]。这部分咬合因素包括开𬌗、深覆𬌗、深覆盖超过 7 mm、正中滑动（超过 2~4 mm），伴随或不伴随水平功能性下颌移位的单侧后牙反𬌗以及后牙缺失。目前的理解和循证文献都不能证明咬合因素与 TMD 的症状和体征之间有因果关系；所以这一关系仅仅是一个联系[42, 44, 54]。因此，对于 TMDs 来说，很显然咬合现在已经不像过去被认为的那么重要。这在很大程度上反映了过去 20 年间进行的大量研究。TMD 已经从牙科和基于机械的模型转变为生物 - 心理 - 社会学和医学的模型，这个模型整合了大量会导致 TMD 发生、维持和进展的生物 - 行为 - 社会因素。这些病症被认为具有多个关联病因，包括可能导致症状发展的外在的和内在的患者因素。一些因素如功能异常、创伤、心理障碍、情绪紧张、性别、遗传，以及中枢介导的机制目前被认为是最重要的。

6.5　正中关系困境

正中关系（CR）一个多世纪以来一直是牙科学一个极具争议性的话题。CR 的定义和概念在过去几年已经改变。在半个多世纪以前，口腔修复学中 CR 的定义从后退，后部最上髁突位置变为前上髁突位置[55]。在 20 世纪 70 年代早期，Ronald Roth 医生主张后上（后退 CR）位置，然后在 80 年代早期到中期，他改变了自己的观点，支持更流行的前上 CR 位置。那个时代的颞下颌关节成像对前上 CR 位置的论点有着积极的影响，最初的颞下颌关节造影术和随后的磁共振成像（MRI），证明许多颞下颌关节内部紊乱关节盘通常位于（或位移至）前内侧。他们也意识到闭口肌拉力的方向是向上和向前的，通常将髁突置于前上位置。

CR 已经被很多方式定义以至于今天它都失去了可信性[56]。CR 定义的变化似乎很随意而不是基于证据，促使 Lysle Johnston 博士在 1990 年讽刺地写道："可以说，𬌗学准则勉强默认的 20 年来，关于 CR 定义的逐步修改做得更多的仅仅为了排除正中滑动。"[57]Johnston 还说道："据我所知，没有令人信服的证据表明拥有完整牙列的患者的髁突应位于 CR，或一旦髁突位于那里，自然而然地，改善的结果将是稳定的。"[57]

几乎没有证据支持正中𬌗（CO）位或者最大牙尖交错位（MI）应该和主观的 CR 位置一致这个𬌗学观点。此外，与 TMJ 关节病相关联的超过 4 mm 的正中滑动更可能是 TMD 的结果而不是病因[42, 44]。然而，对于正畸医生而言，检查正中滑动，如果大于 2 mm，需注意辨别在 CO/MI 和正中关系咬合（CRO）之间是否有明显滑动，即通常所称的"双重咬"或"周日咬"。这在确定正畸治疗计划中的三维平面牙性和骨性错𬌗畸形的真实程度时尤为重要。Kandasamy 等[58]最近通过 MRI 研究证明，无论使用包括 Roth 正中咬合记录在内的哪一种正中咬合记录，临床医生都不能准确地和可预见髁突在关节窝的具体位置。

进一步的证据表明，髁突位置有一个可接受的范围，而不是一个对所有个体都是最优的位置。每个人有特定的最优位置，通常前中髁突位置比后移（后退）CR 位置更常见。然而，有证据表明，TMJ 健康的个体可以有后移的髁突位置[31, 37, 53, 59–60]。此外，每个人的髁 – 窝关系由于各种各样的因素每天都会发生轻微的变化，包括面部和咀嚼肌疲劳、功能异常、姿势、舌压力、关节盘的水化等等。TMJ 髁突在关节窝中没有最佳的三维位置或定位[2, 32, 34]。各种正畸治疗例如拔牙、头帽、颌间牵引、颏兜等不一定导致下颌髁部向后位移（或定位），也不一定使病人发展成 TMD[35–53]。

6.6 功能性咬合和正畸治疗

主要基于 Angle[21–22]和 Andrews[23]工作的最佳"静态咬合"的标准得到了普遍支持。认识到错𬌗畸形并不是一种疾病，也没有有说服力的证据证明 Angle 普通 / Ⅰ类关系的偏差会导致患者得 TMD 或者牙周病，这是很重要的[61]。尽管如此，关于是什么组成了最优的"功能性咬合"还没有共识；这涉及在下颌移动的作用范围里上下牙的接触关系。这个课题已经被争论了一个世纪，观点更多地是基于猜想而不是证据。Clark 和 Evans 声明："理想的功能性咬合的标准还没有被完善地建立。"[62]

有一个存在很久的信念：对包括正畸病人的所有牙科病人来说，最优功能性咬合是尖牙保护𬌗（CPO 或相互保护𬌗）。在横向或一侧向另一侧的下颌移动过程中，CPO 意味着在咀嚼侧仅有尖牙的接触，而在非咀嚼侧（平衡侧）没有咬合接触。这就是说在脱离正中咬合的侧向移动中尖牙分开全部牙列。有些人的论点是正畸治疗中未成功建立 CPO 会导致病人 TMD 和正畸复发[16–18, 20, 63]。当讨论功能性咬合时，一定要区分平衡侧接触和干扰的不同。平衡侧接触是非常轻的咬合接触，而且被认为是良性的，而平衡侧的干扰是会导致下颌骨偏离、牙齿活动、松动等症状的严重的咬合失调。不考虑发生在咀嚼侧的牙齿接触，平衡侧接触在生理功能性咬合中是可接受的。平衡侧干扰是不可接受的而且是与健康的功能性咬合相悖的。

对正畸病人而言，将 CPO 作为最优功能性咬合是武断的也是没有证据支持的[64]。将 CPO 作为所有病人的最优功能性咬合方式的常规选择和目标是忽略了每个人独特的口颌和神经肌肉的基础条件。CPO 可能是适合正畸病人的几种功能性咬合模式之一。进一步说，不是所有的个体在最大侧方边界移动情况下的确切功能都是受 CPO 功能𬌗模式支配的。研究也已经表明了下颌瞬间侧方向移动脱离正中𬌗时发生的功能性咬合不是典型的 CPO，而且当下颌从正中咬合到最大的尖对尖侧方边界移动时，个体移动从一个功能性咬合类型到另一个类型的功能性咬合类型变化。

实际上，没有单一类型功能性咬合类型占主导地位。追溯到 20 世纪 70 年代，Woda 和他的同事发现，"单纯尖牙保护𬌗或者单纯组牙功能𬌗几乎不存在，平衡接触似乎是当代文明社会人群中的普遍规则"[65]，即使达到一个特定的功能𬌗，也没必要终生稳定或终生保持[41, 62]。CPO 一旦建立，随着时间的推移，由于牙齿磨损、口腔环境改变、生长和衰老对牙列的需求以及咬合重建，这些都会影响垂直高度和尖牙的位置，功能性咬合通常都会演化为组牙功能𬌗接着是平衡牙𬌗，这一点是要考虑的。

因为在 Angle I 类 / 正常关系中，尖牙较少发生伸长和咬合分离，所以在正畸治疗人群中很难获得 CPO；在侧方移动中，尖牙从不会像安氏 II 类那样[66]。在 I 类尖牙关系中，尖牙为牙尖斜面到牙尖斜面的功能关系，而不是典型的功能 II 类尖牙尖对尖的侧向功能关系。这提供了更少的尖牙伸长空间，因此有更多的机会获得平衡侧的接触或干扰。所以为了实现 CPO，正畸医生将不得不建立一个介于 I 类关系和 II 类关系之间的尖牙关系，或者有目的地移动尖牙超出生理和正常接触点（部位）和 / 或恢复性地建立尖牙牙尖来获得 CPO。这不仅会产生不和谐的微笑弧度而且有不美观的 "吸血鬼" 外表。在正畸中常规实现尖牙保护𬌗缺乏证据，并且通常与实现和谐的微笑弧度和理想的微笑美学是互相提斥的。

综上所述，没有一个传统的功能性咬合模式是固有不好的，但似乎组牙功能𬌗和平衡侧咬合（没有𬌗干扰只有平衡侧接触 / 轻接触）对于正畸病人终生是最实用的。仅仅将一个功能性咬合类型推行到所有病人身上是没有依据的。为了给每个病人建立最好、最实用的功能性咬合类型，他们的固有咬合类型、颅面形态、异常功能错乱习惯、咀嚼运动（垂直和水平咀嚼模式），以及当前的口腔健康状况都是要考虑的众多因素的一部分。

6.7 𬌗架在正畸诊断中的意义

𬌗架是粗略模拟下颌运动和咬合关系的机械装置。其种类有很多，如：arcon、nonarcon、全可调式、半可调式、多铰链式等等。在口腔修复和正颌外科治疗中𬌗架维持某一垂直高度是有利的，但需要有技工室这一过程。起初，只有在矢状向不调的病例中使用，尤其是"周日咬合"；之后在水平向和垂直向不调病例中也开始使用。自 20 世纪 70 年代关于𬌗架是否运用于正畸诊断来改善患者诊断，一直处于争论中。此时，Dr. Ronald Roth 将经典𬌗学修复理念引入正畸专业[16-20]。Roth 认为病例模型上𬌗架将有助于帮助正畸医生诊断三维方向上的髁突位置不调，同时可以将髁突放置于一个关节窝更理想的位置，然后基于这个位置进行正畸治疗（如 CR）来解决之前存在的 TMD 或者减轻 TMD 发展的风险。

𬌗架装置是否真的可以提高 18.7%～40.9% 正畸病例（Angle 分类）的诊断一直存在争议[67, 68]，是不是全部病例都需要上𬌗架也一直是讨论的焦点。一些𬌗学正畸医生认为没有必要将全部病例上𬌗架，他们只选择需要正颌手术或 TMD 病例。另外一部分医生表明他们会将大部分成人病例上𬌗架，还有多数牙齿缺失，功能性移位和（或）中线偏斜以及开闭口有偏差的病例。然而，一位当时 Roth 的支持者 Dr. Frank Cordray 认为所有的病例都需要上𬌗架，因为医生并不能事先知道哪些情况将成为最具挑战性的[63]。Ellis 和 Benson 发现大量 CR 位与 CO 位研究模型比较，在最终诊断和治疗计划上并无太大差异[69]。

综上所述，过去对于 TMD 病因和治疗的观点是以机械的牙科模式为中心，包括对于咬合和髁突位置（CR）的详细分析。当代 TMD 模式已经从这些观点转移到医学 – 生物 – 社会模式。在咬合和髁突位置对 TMD 发展仅有极小的影响时，我们是否还有必要为𬌗架是应该用于全部正畸治疗还是与 TMD 相关的正畸治疗一直争论下去？在我们看来，答案很简单，没有必要。尽管如此，我们仍会继续讨论在正畸中与𬌗架相关的重要观点，因为依然有相当大比例的牙科业内人士传播这个理念作为治疗标准。

我们假设将髁突置于所谓描述的关节窝"理想"的位置，然后在此位置通过正畸、修复或正颌手术的方式来重建咬合或矫正错𬌗，这对于预防或者治疗 TMD 很关键。如果有这样一个病例，为了能够在𬌗架上合适地安放模型，那么医生需要获得准确的咬合记录——髁突放在关节窝所谓理想的 CR 位。关键问题是这些咬合记录是否可靠，更重要的是是否有效。在可控的技工室条件下，正畸秴学记录，如 Roth 正中咬合记录和秴架测量仪器，看起来是可靠的（记录／技术的可重复性和一致性）[63, 70, 71]。然而，这些中心咬合记录有效么？根据影像学检查结果，包括 Roth 咬合记录，哪一种可以将髁突置于关节窝解剖最前上位？循证数据以持这个观点，临床医生不可能在椅旁通过某个咬合记录来评估中定位患者的髁突位置。Kandasamy 等[58]提出 MRI 数据显示患者的髁突并没有位于秴力学家认为的位置。基于自己的研究，他们认为鉴于与正中关系和 Roth 咬合记录相关髁突位置小的改变和其极其不可预测的本性，在临床中提倡这个模式常规作为预防或治疗 TMD 的措施是不可靠[58]。

咬合力记录和秴架中还存在几个其他的问题：

• 秴架使用的基本前提可追溯到半个世纪之前的 Posselt 和"终末铰链轴"[74]。终末铰链轴的概念认为下颌开口初（第一个 20 mm）仅有旋转而无滑动。如果这个理论是正确的，那么秴架就没有必要来计算旋转和滑动可能的作用以及由于个体差异存在的不同角度的能力。然而，1995 年，Lindauer 等[75]证实髁突在开闭口时甚至最初几毫米都会发生旋转和滑动，推测并不存在"终末铰链轴"，所谓秴架的基本前提也是不可靠的。此外，终末铰链轴难以达到，由于髁突通常是不规则的，不对称地与正中矢状面单独悬挂成角[76]。非常有趣的是，当 Posselt 提出"终末铰链轴"理论时，CR 被认为是髁突后退的最上最后位，且 CR 位置的确定可以通过给下颌颏部一个向远中的力而获得，亦可观察到终末铰链轴式的运动。

• 儿童时期，颞下颌关节髁突 – 关节窝复杂关系会随着生长发生改变；关节窝后面和下面发生吸收，而髁突后面和上面增生。为了维持任何一个特殊的 CR 位置关系，秴学医生在正畸治疗的过程中需要取新的 CR 咬合记录、面弓转移、周期性的测量来评估 TMJ 生长变化[77]。

• 在取咬合记录时存在误差，包括口腔材料的形变和收缩，将记录转移到秴架时也会存在误差。在安装模型过程中同样会存在误差，如：模型的放置方向，面弓记录的制取和转移、测量上颌模型时秴叉的挠曲变形、石膏的膨胀和收缩，还有使用均值设置秴架等等。

• Roth 咬合记录是记录后牙区离开 2 mm 的位置[72]而不是咬合位置，那么当模型上到秴架上允许全部牙齿交错咬合时，拿什么来决定最终牙列关系？当咬合记录是在垂直高度打开的位置取的，那么这将会导致去除咬合记录时牙尖交错位存在误差，因为患者的 TMJ 旋转中心和秴架的旋转中心不一致[73]。

• CR 位咬合记录是一种静态记录，无法记录下颌动态的情况。

- 𬃊架不能提供人 TMJ 的生物学信息。𬃊架无法模拟现实动态咬合或评价咀嚼活力以及咀嚼肌运动，后者需要依赖肌肉种类和软组织和关节盘弹性。

- 同时，进行𬃊架测量也存在增加成本的问题，包括经济、时间，以及存储这些记录，尽管他们都是暂时的。

为了消除或减少𬃊架误差和局限性，目前倾向从多层计算机断层扫描（CT）或者锥形束 CT（CBCT）获得数据来进行三维计算机辅助治疗计划，尤其是正颌外科手术[78-82]，这种模式可以使临床医生从三维方向看到颅颌面解剖结构而实施手术，相对于使用𬃊架和 X 光平片，临床医生更能将颌骨矫正到正确的位置，不仅可以弥补垂直方向和髁突旋转变化引起的误差，同时也可以降低颌间咬合板误差。与传统的方法相比，可视化计划亦可大大减少劳动力，而且更有效更准确。

由于咬合记录和上𬃊架安装模型过程存在局限和误差，而𬃊架缺少可靠的正中关系咬合记录，缺乏强调髁突位置以及咬合在 TMD 中的作用，忽略 TMD 诊断和治疗中的医学－生物－社会－心理模式，整个关于正畸𬃊架的常规使用的讨论本质上是无效的。鉴于现有循证医学文献支持，正畸治疗中常规上𬃊架和确定髁突位置毫无道理。

6.8 TMJ 弹响、内部紊乱和正畸治疗

过去，TMJ 弹响被认为是 TMD 的症状和指征，与 TMJ 内部内部结构紊乱有关，曾一度被认为 TMJ 弹响将不可避免地会发展到开口受限（锁结）或者退行性关节病（关节炎），但这个观点随着信息的增加发生了改变。现在已广泛被接受的观点是认为 TMJ 弹响并不能全部诊断为病理性或功能性异常。Watt[83] 曾描述过一种称为"软"弹响的症状，即在正常关节中微弱的、可听见的声音，可能与多种原因有关，如：TMJ 韧带突发活动、关节面分离、髁突沿着关节面前伸时后方松弛韧带组织牵拉、髁突或隆起部位表面不规则、单侧翼外肌张力过大导致下颌位置改变等。

许多常见的 TMJ 弹响如：爆裂声和咔嗒声，不伴有疼痛、肌肉紧张、下颌运动受限等其他 TMJ 症状，并不被认为是 TMD 的指征，且在当前的分类中也未被划分为临床紊乱。研究证实单纯弹响只是初始的症状，在 1/3 的正常人群中，仅有少部分发展为更严重的临床功能失调或疾病。此外，即使伴有其他关节症状，弹响也未必会发展为更严重的 TMD[84-87]。

捻发音或者粉碎音，与典型的咔嗒声或者爆裂声音不同，通常是 TMJ 潜在骨关节病或骨关节炎的指征。若发现 TMJ 捻发音但不伴有疼痛或功能异常可以不立即进行治疗，但患者需要有警惕意识，定期复查。在没有关节疼痛或功能异常时，通常不需要进行关节治疗（见第 3 章）。

6.9　内部结构紊乱、关节盘复位和正畸治疗

20 世纪 80 年代早期至中期，起初是关节腔造影术，随之采用磁共振成像，获得更好的关节盘图像发现大部分 TMD 患者存在 TMJ 内部结构紊乱。在 1/3 正常人群中发现也有类似的 TMJ 内部结构紊乱。大部分紊乱发生在 TMJ 关节盘前部和中部，这也促使当时牙科专家对正中关系的概念产生疑义，而将 CR 的定义从髁突后上位改变成前上位，之后尝试使用复位𬌗板恢复异位关节盘至前上位（这也一直流行到今天）[88-90]。当 TMJ 关节盘需要复位时，可通过正畸、修复和正颌外科等方式在咬合水平稳定下颌和关节盘。

有研究认为 TMJ 关节盘异常也与向前生长的上下颌骨发生退行性变化有关；对于青少年，与下颌升支生长发生退化有关[91-93]。基于此，可以推测未经治疗或治疗不彻底的 TMJ 内部结构紊乱（IDs）可以导致关节退行性疾病、疼痛、下颌生长受阻和其他情况[94, 95]。由此，无症状的内部结构紊乱需要治疗，可通过正畸手段使用咬合稳定𬌗板，而且治疗这些患者的最好时机是在年幼时尽早进行[94]，这一时期的关节盘、骨骼和咬合都会发生显著改变，有最佳的修复和适应能力，而生长发育结束后进行治疗效果有限，TMJ 已经发展成为一种非可复性关节盘移位和退行性关节病[94, 95]。

然而，即便我们承认生长发育期的患者 TMJ 内部结构紊乱可能有部分生物作用的关系，重要的问题需要考虑我们要知道要如何处理（包括任何事情）。第一，这些患者将来都有发展成 TMD 的高风险吗？第二，如果这些患者存在高风险，那么需要现在治疗来阻断其将来发展成 TMD 吗？第三，以实施恢复异位关节盘的治疗有依据么？临床治疗成功么？

相反的观点认为这类患者无需处理[96, 97]。正如早先指出的，无症状的人中超过 1/3 的 MRI 显示有盘前移位，且大多数伴有明显的滴答声[98-101]。并没有证据证明这些患者比那些所谓关节盘"异常"位置的患者更易发展为 TMD；也没有更多的证据支

持对关节盘位置"异常"但无症状的患者进行治疗可以阻断或减轻未来的 TMD。中度或重度的 TMD 伴有关节盘异位但无退行性改变的患者接受很少的治疗或不治疗也会逐渐改善[87, 102]。

从根本上来讲关节盘前移位可以用前置矫治器来复位，这样可以将盘－突关系向后移位到正常生理位置。将下颌位于前伸位置会发生的是：盘后组织会得到恢复，适应和修复发生。新位置的变化关节盘后区组织发生无血管化和纤维变性，允许髁状突最终功能脱离关节盘，使髁突最终适应新位置的变化而无疼痛[103-106]。使用重定位𬌗板的有效性是随机的，并无证据支持，甚至还可能引起咬合不可复性的改变。

此外，关节盘异位和疼痛、下颌功能异常、骨关节炎和／或生长紊乱之间并无线性关系、并不是所有伴有生长差异的患者都有关节盘异位，也不是所有关节盘异位的患者都有生长异常。在正畸、修复和外科利用𬌗板来治疗内部结构紊乱，尤其是不伴有疼痛或功能异常的患者是没有无依据的，这给患者也带来了严重伤害。

6.10 正畸治疗中 TMJ 摄片

正畸治疗常规会拍摄全景片和头侧位片。关于 TMJs、二维平片或者数码片仅仅是初步评估骨的情况，如：下颌骨和髁突的对称性、骨骼发育异常、骨缝。如今有更多复杂的成像技术，如：MRIs、计算机成像（CT）和锥束 CT（CBCT）。MRI 是一种非侵袭性软组织成像技术，能够提供高 TMJs 软组织和盘－突关系高对比率和诊断信息。CT 和 CBCT 是提供硬组织三维成像很好的工具。在牙科应用中，有 CBCT 将替代传统成像技术的趋势，包括种植术前计划、呼吸道评估、正颌外科手术计划以及正畸中评估骨骼结构和阻生牙、异形牙和多生牙的位置。CBCT 可以为 TMJ 提供骨的详细信息，这是传统成像技术所达不到的。

考虑到 TMD 的当代治疗模式是医学－生物－心理－社会模式，TMJ 常规成像技术来评估髁突位置和诊断 TMD 是没有证据或者正当理由的。片子应该在全面临床检查后需要更多诊断信息时才拍摄的（见第 3 章）。英国正畸学会指南不支持正畸患者中使用传统的 TMJ 片来诊断 TMD[107]。最近的一份系统综述认为无有力依据来证实在正畸治疗中常规使用 CBCT 是必须的[108]。此外，CBCT 放射线暴露相对二维传统数码片要高，这使其不能在正畸治疗中常规使用[108, 109]。如今 CBCT 技术显著改善，尤其是在减小放射线暴露上，低于传统的 X 线拍摄，这将使得其应用更普及和合理[110]。

6.11 正畸治疗中 TMD 知情同意书

正畸治疗中 TMD 知情同意是治疗开始前必不可少的。正畸治疗同意书中包括正畸患者知情同意 TMD 状况。多个正畸组织包括美国正畸协会公布了当前循证医学关于正畸和 TMD 的知情同意书。必须强调的是知情同意书并不是签完就结束了，需要不断地提醒每一个患者或家长可能的风险因素。详细内容在第 10 章中有具体介绍。与患者或家长监护人讨论的关键部分在本章重要信息部分会列出。

结论：

TMD 一词涵盖了咀嚼肌和 TMJs 多因素的病因临床问题。在治疗 TMD 和其他急慢性肌肉骨骼不调中，具有历史意义的基于机械和牙齿的模型已逐渐被医学模型所替代。当代社会心理学在 TMD 治疗方面更注重整合生物、临床和行为因素整合，而这些因素将影响 TMD 发生、保持和缓解。目前研究和接受最受关注的是遗传学（疼痛志愿者）、内分泌、行为危险因素和心理－社会心理因素特质和状态。尽管有有力的证据，一些正畸专业人员仍不愿改变，仍坚持去不科学的观念，继续使用过时的治疗方法。正畸医生应当持续关注新研究的进展，以便最终能给患者提供最好和最合适的治疗。

重要结论：

* TMDs 是一组包括 TMJs 相关的肌肉骨骼和神经、咀嚼肌和相关组织等的疾病。
* 目前的认识和循证医学文献并不能证明咬合因素与 TMD 症状之间的关系。
* TMD 已从牙齿和基于机械的模型转变为生物－心理－医学模型，它整合了生物学、行为学和社会等因素来研究 TMD 的病因、保持和进展。
* TMD 治疗通常采用姑息治疗方法，目的在于减轻疼痛，减轻肌肉和关节的负担，有利于功能康复，提高患者生活质量。

- 正畸治疗通常被认为对 TMD 是"中性"的，既不能引起 TMD 也不能治愈（减轻）TMD。

- 并没有证据证明早期正畸治疗可以预防将来 TMD 的发展。

- 证据表明对于所有个体可接受的髁突位置是一个范围，而不是一个最理想的 CR 位置。

- 尽管使用正中咬合记录，临床医生也不能准确和精确定位髁突在关节窝的位置。

- 临床中伴随正中关系和 Roth 咬合记录的髁突定位作为 TMD 预防或治疗措施是不可靠和不必要的。

- 考虑 CR 咬合记录、𬌗架和测量过程中有多种限制和误差，正畸治疗中常规使用𬌗架是不合理的。

- 对正畸患者倡导和建立尖牙保护𬌗作为最佳功能𬌗是随意的，并且没有证据支持。

- 组牙功能𬌗和平衡𬌗（无任何干扰而仅仅是平衡侧轻微接触）貌似是正畸患者一生最适合的结果。

- 常见的 TMJ 声音（如"滴滴""哒哒"声）若不伴有其他 TMJ 症状，如疼痛、肌肉压痛和下颌运动受限等，则不属于 TMD。

- 尚无证据支持关节盘异位但无症状个体比 TMJ 位置正常的个体将来更易发生 TMD。

- 关节盘异位和疼痛、下颌功能异常、骨关节炎和生长阻滞之间关系并不清楚。

- 并不是所有生长阻滞的患者都伴有关节盘异位，也不是所有生长期患者伴有关节盘异位的生长也异常。

- 关节盘前置并不能使用前方重定位矫治器得到复位。

- 常规拍摄 TMJs 来评估髁突位置和诊断 TMD 是不合理的。X 线片应该是在全面临床检查之后认为需要更多诊断信息时才拍摄。

参考文献

[1] Pollack B. Cases of note: Michigan jury awards $850,000 in ortho case: a tempest in a teapot[J]. Am J Orthod Dentofacial Orthop, 1988, 94:358 - 360.

[2] Griffiths R H. Report of the president's conference on the examination, diagnosis and management of temporomandibular disorders[J]. J Am Dent Assoc, 1983, 106:75 - 77.

[3] Costen J B. Syndrome of ear and sinus symptoms dependent upon disturbed function of the temporomandibular joint[J]. Ann Otol Rhinol Laryngol, 1934, 43:1 - 15.

[4] Costen J B. Some features of the mandibular articulation as it pertains to medical diagnosis, especially in otolaryngology[J]. J Am Dent Assoc, 1937, 24:1507 - 1511.

[5] Sicher H. Temporomandibular articulation in mandibular overclosure[J]. J Am Dent Assoc, 1948, 36:131 - 139.

[6] Zimmerman A A. An evaluation of Costen's syndrome from an anatomic point of view[M]// Sarnat BG. The temporomandibular joint. Springfield: Charles C Thomas, 1951.

[7] Brodie A G. Differential diagnosis of joint conditions in orthodontia[J]. Angle Orthod, 1934, 4:160 - 176.

[8] Brodie A G. The temporo-mandibular joint. III[J]. Dent J, 1939, 8:2 - 12.

[9] Thompson J R. The rest position of the mandible and its significance to dental science[J]. J Am Dent Assoc, 1946, 33:151 - 180.

[10] Thompson J R. Anatomical and physiological considerations for positions of the mandible[J]. Dent J Aust, 1951, 23:161 - 166.

[11] Thompson J R. Concepts regarding function of the stomatognathic system[J]. J Am Dent Assoc, 1954, 48:626 - 637.

[12] Moyers R E. An electromyographic analysis of certain muscles in temporomandibular movement[J]. Am J Orthod, 1950, 36:481 - 515.

[13] Ricketts R M. Laminography in the diagnosis of temporomandibular joint disorders[J]. J Am Dent Assoc, 1953, 46:620 - 648.

[14] Perry Jr HT. Principles of occlusion applied to modern orthodontics[J]. Dent Clin North Am, 1969, 13:581 - 590.

[15] Perry H T. Temporomandibular joint and occlusion[J]. Angle Orthod, 1976, 46:284 - 293.

[16] Roth R H. Temporomandibular pain-dysfunction and occlusal relationships[J]. Angle Orthod, 1973, 43:136 - 153.

[17] Roth R H. The maintenance system and occlusal dynamics[J]. Dent Clin North Am, 1976, 20:761 - 788.

[18] Roth R H. Functional occlusion for the orthodontist[J]. J Clin Orthod, 1981, 15:32 - 51.

[19] Roth R H. Treatment mechanics for the straight-wire appliance[M]// Graber TM, Swain BK. Orthodontics: current principles and techniques. St.Louis: Mosby, 1985. p. 655 - 716.

[20] Roth R H. Functional occlusion for the orthodontist.Part III[J]. J Clin Orthod, 1981, 15:174 - 179.

[21] Angle E H. Classification of malocclusion[J]. Dent Cosmos, 1899, 41:246 - 264.

[22] Angle E H. Malocclusion of teeth[M]. 7th ed. Philadelphia:SS White Mtg Co.,1907.

[23] Andrews L F. The six keys to normal occlusion[J]. Am J Orthod, 1972, 62:296 - 309.

[24] Graf H, Zander HA. Functional tooth contacts in lateral and centric occlusion[J]. J Prosthet Dent, 1963, 13:1055 - 1066.

[25] Pameijer J H, Glickman I, Roeber F W. Intraoral occlusal telemetry. 3. Tooth contacts in chewing, swallowing, and bruxism[J]. J Periodontol, 1969, 40:253 - 258.

[26] Pameijer J H, Brion M, Glickman I, et al. Intraoral occlusal telemetry, V. Effect of occlusal adjustment upon tooth contacts during chewing and swallowing[J]. J Prosthet Dent, 1970, 24:492 - 497.

[27] Glickman I, Martigoni M. Haddad A, et al. Further observation on human occlusion monitored by intraoral telemetry (Abstract #612)[J]. IADR, 1970:201.

[28] Gesch D, Bernhardt O, Kirbshus A. Association of malocclusion and functional occlusion with temporomandibular disorders (TMD) in adults: a systematic review of population-based studies[J]. Quintessence Int, 2004, 35:211 - 221.

[29] Mohl N D. Temporomandibular disorders: role of occlusion, TMJ imaging, and electronic devices- a diagnostic update[J]. J Am Coll Dent, 1991, 58:4 - 10.

[30] Seligman D A, Pullinger A G. The role of intercuspal occlusal relationships in temporomandibular disorders:a review[J]. J Craniomandib Disord, 1991, 5:96 - 106.

[31] LeResche L, Truelove E L, Dworkin S F. Temporomandibular disorders: a survey of dentists' knowledge and beliefs[J]. J Am Dent Assoc, 1993, 124:90 - 105.

[32] McNeill C, Mohl N D, Rugh J D, et al.Temporomandibular disorders: diagnosis, management, education, and research[J]. J Am Dent Assoc, 1990, 120:253 - 260.

[33] Rinchuse D J, McMinn J. Summary of evidence- based systematic reviews of temporomandibular disorders[J]. Am J Orthod Dentofacial Orthop, 2006, 130:715 - 720.

[34] National Institutes of Health Technology Assessment Conference Statement. Management of temporomandibular disorders[J]. J Am Dent Assoc, 1996, 127:1595 - 1606.

[35] DeKanter R J, Truin G J, Burgersdijk RC, et al. Prevalence in the Dutch adult population and a meta-analysis of signs and symptoms of temporomandibular disorders[J]. J Dent Res, 1993, 72:1509 - 1518.

[36] American Academy of Orofacial Pain. Diagnosis and management of TMDs[M]// De Leeuw R, Klasser G D. Orofacial pain: guidelines for assessment, diagnosis, and management. 5th ed. Chicago: Quintessence, 2013:130.

[37] Gianelly A A. Orthodontics, condylar position, and TMJ status[J]. Am J Orthod Dentofacial Orthop, 1989, 95:521 - 523.

[38] Reynders R M. Orthodontics and temporomandibular disorders: a review of the literature (1066 - 1988)[J]. Am J Orthod Dentofacial Orthop, 1990, 97:463 - 467.

[39] Kim M R, Graber T M, Viana M A. Orthodontics and temporomandibular disorders: a meta- analysis[J]. Am J Orthod Dentofacial Orthop, 2002, 122:438 - 446.

[40] Luther F. Orthodontics and the temporomandibular joint. Where are we now? Part 1. Orthodontics and temporomandibular disorders[J]. Angle Orthod, 1998, 68:295 - 304.

[41] Luther F. Orthodontics and the temporomandibular oint. Where are we now? Part 2. Functional occlusion, malocclusion, and TMD[J]. Angle Orthod, 1998, 68:305 - 318.

[42] McNamara J A, Seligman D A, Okeson J A. Occlusion, orthodontic treatment, temporomandibular disorders: a review[J]. J Orofac Pain, 1995, 9:73 - 90.

[43] Macfarlane T V, Kenealy P, Kingdon H A, et al. Twenty-year ohort study of health gain from orthodontic treatment: temporomandibular disorders[J]. Am J Orthod Dentofacial Orthop, 2009, 135:692. e1 - e8.

[44] Michelotti A, Iodice G. The role of orthodontics in temporomandibular disorders[J]. J Oral Rehabil, 2010, 37:411 - 429.

[45] Gianelly A A, Hughes H M, Wohlgemuth P, et al. Condylar position and extraction treatment[J]. Am J Orthod Dentofacial Orthop, 1988, 96:428 - 432.

[46] Gianelly A A, Cozzani M, Boffa J. Condylar position and maxillary first premolar extraction[J]. Am J Orthod Dentofacial Orthop, 1991, 99:473 - 476.

[47] Mohlin B O, Derweduwen K, Pilley R, et al. Malocclusion and temporomandibular disorder: a comparison of adolescents with moderate to severe dysfunction with those without signs and

symptoms of temporomandibular disorders and their further development to 30 years of age[J]. Angle Orthod, 2004, 74:319 - 327.

[48] Deguchi T, Uematsu S, Kawahara Y, et al. Clinical evaluation of temporomandibular joint disorders (TMD) in patients treated with chin-cup[J]. Angle Orthod, 1998, 68:91 - 94.

[49] Dibbets J M H, van der Weele L T. Orthodontics treatment in relation to symptoms attributed to dysfunction of the temporomandibular joint - a 10 year report of the University of Groningen study[J]. Am J Orthod Dentofacial Orthop, 1987, 91:193 - 199.

[50] Dibbets J M H, van der Weele L T. Extraction, orthodontic treatment, and craniomandibular dysfunction[J]. Am J Orthod Dentofacial Orthop, 1991, 99:210 - 219.

[51] Carlton K L, Nanda R S. Prospective study of posttreatment changes in the temporomandibular joint[J]. Am J Orthod Dentofacial Orthop, 2002, 122:486 - 490.

[52] Luppanapornlap S, Johnston L E Jr. The effects of premolar extraction: a long-term comparison of outcomes in "clear cut" nonextraction and extraction class II patients[J]. Angle Orthod, 1993, 63:257 - 272.

[53] Beattie J R, Paquette D E, Johnston L E Jr. The functional impact of extraction and nonextraction treatments: a long term comparison in patients with "borderline", equally susceptible class II malocclusions[J]. Am J Orthod Dentofacial Orthop, 1994, 105:444 - 449.

[54] Farella M, Michelotti A, Iodice G, et al. Unilateral posterior crossbite is not associated with TMJ clicking in young adolescents[J]. J Dent Res, 2007, 86:137 - 141.

[55] Rinchuse D J, Kandasamy S. Centric relation: a historical and contemporary orthodontic perspective[J]. J Am Dent Assoc, 2006, 137:494 - 501.

[56] Gilboe DB. Centric relation as the treatment position[J]. J Prosthet Dent, 1983, 50(5):685 - 689.

[57] Johnston L E Jr. Fear and loathing in orthodontics:notes on the death of theory[M]// Carlson DS, Ferara AM, editors. Craniofacial growth theory and orthodontic treatment. Ann Arbor: Center for Human Growth and Development, University of Michigan, 1990: 75 - 91.

[58] Kandasamy S, Boeddinghaus R, Kruger E. Condylar position assessed by magnetic resonance imaging after various bite position registrations[J]. Am J Orthod Dentofacial Orthop, 2013, 144:512 - 517.

[59] Kircos L T, Ortendahl D A, Arakawa M. Magnetic resonance imaging of the TMJ disc in asymptomatic volunteers[J]. J Oral Maxillofac Surg, 1987, 45:852 - 853.

[60] Bean LR, Thomas CA. Significance of condylar positions in patients with temporomandibular disorders[J]. J Am Dent Assoc, 1987, 114:76 - 77.

[61] Rinchuse D J Orthodontics justified as a profession[J]. Am J Orthod Dentofacial Orthop, 2002, 121(1):93 - 96.

[62] Clark J R, Evans R D. Functional occlusion-1. A review[J]. J Orthod, 2001, 28:76 - 81.

[63] Cordray F E. Centric relation treatment and articulator mountings in orthodontics[J]. Angle Orthod, 1996, 66:153 - 158.

[64] Rinchuse D J, Kandasamy S, Sciote J. A contemporary and evidence-based view of canine protected occlusion[J]. Am J Orthod Dentofacial Orthop, 2007, 132:90 - 102.

[65] Woda A, Vigneron P, Kay D. Non-functional and functional occlusal contacts: a review of the literature[J]. J Prosthet Dent, 1979, 42:335 - 341.

[66] Scaife R R, Holt J E. Natural occurrence of cuspid guidance[J]. J Prosthet Dent, 1969, 22:225 - 229.

[67] Cordray F E. Three-dimensional analysis of modelsarticulated in the seated condylar position from adeprogrammed asymptomatic population: a prospectivestudy. Part 1[J]. Am J Orthod Dentofacial Orthop, 2006, 29:619 - 630.

[68] Utt T W, Meyers C E Jr, Wierzba T F, et al. A three-dimensional comparison of condylar

position changes between centric relation and centric occlusionusing the mandibular position indicator[J]. Am J Orthod Dentofacial Orthop, 1995, 107:298 - 308.

[69] Ellis P E, Benson P E. Does articulating study casts make a difference to treatment planning?[J]. J Orthod, 2003, 30:45 - 49.

[70] Lavine D, Kulbersh R, Bonner P, et al. Reproducibility of the condylar position indicator[J]. Semin Orthod, 2003, 9:96 - 101.

[71] Schmitt M E, Kulbersh R, Freeland T, et al. Reproducibility of the Roth power centric in determining centric relation[J]. Semin Orthod, 2003, 9:2 - 8.

[72] Freeland T D. Articulators in orthodontics[J]. Semin Orthod, 2012, 18:51 - 62.

[73] Rekow E D, Worms F W, Erdman AG, et al. Treatment-induced errors in occlusion followingorth ognathic surgery[J]. Am J Orthod, 1985, 88:425 - 432.

[74] Posselt U. Studies in the mobility of the human mandible[J]. Acta Odontol Scand, 1952, 10(suppl 10):1 - 160.

[75] Lindauer S J, Sabol G, Isaacson R J, et al. Condylar movement and mandibular rotation during jaw opening[J]. Am J Orthod Dentofacial Orthop, 1995, 105:573 - 577.

[76] Nuelle D G, Alpern M C. Centric relation or natural balance[M]// Alpern SB. The ortho evolution-the science and principles behind fixed/functional/splint orthodontics. New York: GAC International, 2003: 37 - 47.

[77] Buschang P, Santos-Pinto A. Condylar growth and glenoid fossa displacement during childhood and adolescence[J]. Am J Orthod Dentofacial Orthop, 1998, 113:437 - 442.

[78] Haas O L Jr. Becker O E, de Oliveira R B. Computer-aided planning in orthognathic surgery-systematic review[J]. Int J Oral Maxillofac Surg, 2015, 44:329 - 342.

[79] Zinser M J, Sailer H F, Ritter L,et al. A paradigm shift in orthognathic surgery? A comparison of navigation, computer-aided designed/computer-aided manufactured splints, and "classic" intermaxillary splints to surgical transfer of virtual orthognathic planning[J]. J OralMaxillofac Surg, 2013, 71:2151. E1 - E21.

[80] Uribe F, Janakiraman N, Shafer D, et al. Three dimensional cone-beam computed tomography-based virtual treatment planning and fabrication of a surgical splint for asymmetric patients: surgery fi rst approach[J]. Am J Orthod Dentofacial Orthop, 2013, 144:748 - 758.

[81] Farrell B B, Franco P B, Tucker M R. Virtual surgical planning in orthognathic surgery[J]. Oral Maxillofac Surg Clin North Am, 2014, 26:459 - 473.

[82] Maestre-Ferrin L, Romero-Millan J, Penarrocha-Oltra D, et al. Virtual articulator for the analysis of dental occlusion: an update[J]. Med Oral Patol Oral Cir Bucal, 2012, 17:e160 - e163.

[83] Watt D M. Temporomandibular joint sounds[J]. J Dent, 1980, 8:119 - 127.

[84] Greene C S, Laskin D M. Long-term status of TMDclicking in patients with myofascial pain and dysfunction[J].J Am Dent Assoc, 1988, 117:461 - 465.

[85] Vincent S D, Lilly G E. Incidence and characterization of temporomandibular joint sounds in adults[J]. J Am Dent Assoc, 1988, 116:203 - 206.

[86] Rinchuse D J, Abraham J, Medwid L, et al. TMJ sounds: are they a common finding or are they indicative of pathosis/dysfunction?[J]. Am J Orthod Dentofacial Orthop, 1990, 98:512 - 515.

[87] De Leeuw R. Internal derangements of the temporomandibular joints[J]. Oral Maxillofac Surg Clin North Am, 2008, 20:159 - 168.

[88] Farrar W B. Differentiation of temporomandibular joint dysfunction to simplify treatment[J]. J Prosthet Dent, 1972, 28:629 - 636.

[89] Farrar W B. Disk derangement and dental occlusion:changing concepts[J]. Int J Periodontics Restorative Dent, 1985, 33:713 - 721.

[90] Farrar W B, McCarty W L Jr. The TMJ dilemma[J]. J Ala Dent Assoc, 1979, 63:19 - 26.

[91] Flores-Mir C, Nebbe B, Heo G, et al. Longitudinal study of temporomandibular joint disc status and craniofacial growth[J]. Am J Orthod Dentofacial Orthop, 2006, 130:324 - 330.

[92] Nebbe B, Major P W, Prasad N G. Female adolescent facial pattern associated with TMJ disk displacement and reduction in disk length. Part I[J]. Am J Orthod Dentofacial Orthop, 1999, 116:167 - 176.

[93] Nebbe B, Major P W, Prasad N G. Male adolescent facial pattern associated with TMJ disk displacement and reduction in disk length. Part II[J]. Am J Orthod Dentofacial Orthop, 1999, 116:301 - 307.

[94] Hall H D. Intra-articular disc displacement. Part I: its significant role in temporomadibular joint pathology[J]. J Oral Maxillofac Surg, 1995, 53:1073 - 1079.

[95] Hall H D, Nickerson J W. Is it time to pay more attention to discposition?[J]. J Orofac Pain, 1994, 8:90 - 96.

[96] Larheim T A, Westesson P L, Sano T. Temporomandibular joint disk displacement: comparison in asymptomatic volunteers and patients[J]. Radiology, 2001, 218:428 - 432.

[97] Dolwick L F. Intra-articular disc displacement. Part I:its questionable role in temporomandibular joint pathology[J]. J Oral Maxillofac Surg, 1995, 53:1069 - 1072.

[98] Tallents R H, Katzberg R W, Murphy W, et al. Magnetic resonance imaging findings in asymptomatic volunteers and symptomatic patients with temporomandibular disorders[J]. J Prosthet Dent, 1996, 75:529 - 533.

[99] Kircos L, Ortendahl D, Mark A S, et al. Magnetic resonance imaging of the TMJ disc in asymptomatic volunteers[J]. J Oral Maxillofacial Surg, 1987, 45:852 - 854.

[100] Emshoff R, Brandlmaier I, Bertram S, et al. Comparing methods for diagnosing temporomandibular joint disk displacement without reduction[J]. J Am Dent Assoc, 2002, 133:442 - 451.

[101] Emshoff R, Brandlmaier I, Gerhard S, et al. Magnetic resonance imaging oredictors of temporomandibular joint pain[J]. J Am Dent Assoc, 2003, 134:705 - 714.

[102] Kurita K, Westesson P L, Yuasa H, et al. Natural course of untreated symptomatic temporomandibular joint disc displacement without reduction[J]. J Dent Res, 1998, 77:361 - 365.

[103] Klasser G D, Greene C S. Role of oral appliances inthe management of sleep bruxism and temporomandibular disorders[J]. Alpha Omegan, 2007, 100:111 - 119.

[104] Choi B H, Yoo J H, Lee W Y. Comparison of magneticresonance imaging before and after nonsurgical treatment of closed lock[J]. Oral Surg Oral Med Oral Pathol, 1994, 78:301 - 305.

[105] Clark G T. The T M J. repositioning appliance: a technique for construction, insertion, and adjustment[J]. J Cranio Pract, 1986, 4:37 - 46.

[106] Clark G T. Classifi cation, causation and treatment of masticatory myogenous pain and dysfunction[J]. Oral Maxillofac Surg Clin North Am, 2008, 20:145 - 157.

[107] Isaacson K G, Thom A R, Horner K, et al. Orthodontic radiographs: guidelines for the use of radiographs in clinical orthodontics[M]. 3rd ed. London:British Orthodontic Society, 2008.

[108] Van Vlijmen O J C, Kuijpers M A R, Berge S J B, et al. Evidence supporting the use of cone-beam computer tomography in orthodontics[J]. J AmDent Assoc, 2012, 143:241 - 252.

[109] American Academy of Oral and Maxillofacial Radiology. Clinical recommendations regarding use of cone beam computed tomography in orthodontics.Position statement by the American Academy of Oral and Maxillofacial Radiology[J]. Oral Surg OralMed Oral Pathol Oral Radiol, 2013, 116:238 - 257.

[110] Carlson S K, Graham J, Mah J, et al. Let the truth about CBCT be known[J]. Am J Orthod Dentofacial Orthop, 2014, 145:418 - 419.

07

从正畸角度看待特发性 / 渐进性髁突吸收

Chester S. Handelman & Louis Mercuri

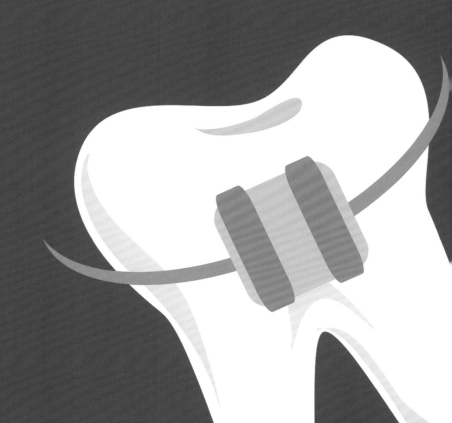

7.1 概述

特发性髁突吸收（ICR），又称渐进性髁突吸收（PCR），是一种原因不明的，以髁突进行性吸收为表现的颞下颌关节紊乱病。该病常发生于青春期女性和青年女性，但也可以发生于男性。其临床表现包括髁突骨量减少、下颌升支高度降低、下颌后缩以及由于下颌骨顺时针旋转导致的安氏 II 类开𬌗。

本章将向正畸医生介绍该疾病的相关诊断方法以及基于已有研究结果提出一些治疗该疾病的方法。我们也将根据一些现有的长期研究 ICR 患者的资料来说明正畸医生可能面对的问题。我们还将公布一项针对正畸医生关于该疾病诊疗经验的调查研究结果[1-2]。除此之外，我们还将在本章讨论作为一个正畸医生应对 ICR/PCR 病例的职责，包括如何规避与该类患者相关的法律问题等。最后，我们还将叙述对于一些难治性患者采取人工全关节置换或者正颌手术的相关理论依据。

正畸医生有可能在两种情况下与 ICR/PCR 患者接触。第一种是没有进行过外科手术治疗自发出现 ICR/PCR 的患者。其中，最棘手的是在正畸治疗过程中或者保持期间出现 ICR/PCR 的患者。这类患者通常是一些处于青春期的女性，也有 20 岁左右的，临床表现通常为短时间内出现咬合紊乱。第二种是因前牙开𬌗、下颌后缩或者前面高较大接受过正颌手术治疗的患者。往往表现为在正颌手术后咬合关系恢复的比较成功，但是 3 ~ 6 个月后咬合关系出现紊乱[3-4]。

这两种 ICR/PCR 患者在临床及病理方面是否存在不同的问题呢？或者在不同年龄和不同情况下 ICR/PCR 的表现是相同的？这两种患者中，绝大多数性别、年龄、咬合不良状况、骨型和髁突病理具有相似性。除了已知的医源性或创伤因素外，患者均具有"特发性"问题（如：ICR）[5]。

7.2 性别和年龄

ICR/PCR 多发于十多岁或者二十岁出头的女性。许多疾病的发病率有性别差异；例如，颞下颌关节紊乱病好发于女性[6]。除了性器官直接相关的疾病，某种疾病几乎完全只发生于男性或女性，这很不寻常。Gunson 等提出血清中低水平的 17β – 雌二醇是导致进行性髁突吸收的一个主要因素 [7]。他们指出患有严重髁突吸收的女性常有口服避孕药和月经不调史。Milam 指出女性颞下颌关节中可以检出雌激素受体，低水平的雌激素可以对关节组织产生不良影响。他还观察到某些女性对退行性关节疾病甚至是普通骨关节炎具有易感性 [8]。

但是为什么青春期和青年女性更易罹患 ICR/PCR 呢？那是因为女性初潮前，体内没有足够的雌激素来激发髁突的病理性改变。ICR/PCR 的发病年龄大约从青春期直到 30 岁左右 [9]。有趣的是，尽管髁突吸收可以延续到 30 岁出头，但一些患者病情会在 25 岁左右逐渐缓解并最终停止。需要强调的是，ICR/ PCR 属于退行性关节病的一种，但又具有其独特的侵袭性改变，导致患者面部形态及咬合状态的快速改变。

有没有可能从青春期前期的面型及咬合情况预测出是否会发生 ICR/PCR 呢？研究表明采用正颌手术治疗的安氏 Ⅱ 类高角开𬌗错𬌗畸形患者对 ICR/PCR 具有高易感性 [3]。那我们是否可以假设 ICR/PCR 患者在青春期前期比如混合牙列期会有一些易感倾向呢？答案是不确定的（图 7-3a）。

7.3　机械负荷

健康的颞下颌关节可以通过自然改建来承受并适应经常经历的重的机械负荷，包括诸如夜磨牙、正畸治疗中的弹性牵引力以及矫形中使用的 Herbs 矫治器和颏兜等 [10]。面部创伤以及正颌外科手术同样也会增加双侧颞下颌关节的负荷 [10]。然而，某些青春期和青年女性似乎好发退行性关节病，当她们的关节承受了过度的机械负荷时就会发展为髁突吸收。基本上，她们关节在行使正常功能（或者异常功能）时承受的机械负荷超过了其自适应能力，换句话说就是她们是人群中关节易受伤的一类人 [10-11]。

即使健康的关节也不能承受超过其适应能力极限的机械负荷。有研究表明髁突吸收可能是严重创伤或手术中下颌前移超过 5 mm 的结果。例如，Scheerlink 等研究发现手术下颌前移小于 5 mm 导致仅 2% 的患者发生髁突吸收，而在下颌前移 5 ～ 10 mm 的患者中有 10% 出现髁突吸收，下颌前移大于 10 mm 的情况下 67% 的病例出现髁突吸收 [12]。显然，这些案例中，手术导致肌肉和软组织产生的拉伸力超过了关节的最大适应能力。

7.4 危险因素之一：正颌外科手术

安氏 II 类开𬌗错𬌗畸形常需进行正颌外科治疗，包括通过 LeFort I 型截骨术将上颌骨向内推以诱导下颌旋转关闭开𬌗，同时结合下颌骨双侧矢状劈开术（BSSO）前移下颌。两种手术均突然改变了髁突在关节窝中的位置从而导致颞下颌关节机械负荷力的大小和方向均发生了改变 [3, 10, 13]。大多数患者的关节会改建以适应这种变化，但是有些患者关节的重塑及适应能力不足以满足突然的解剖变化所带来改变，从而发生了髁突吸收。

Arnett 等已经证明在 BSSO 期间使用双皮质螺钉固定近中和远中骨段可以使髁突在关节窝中向近中或远中发生旋转。这种髁突的旋转可能导致髁突吸收的开始 [10]。为了减小扭矩，他们建议使用适合的钛板连接两段的骨皮层表面并用单骨皮质螺钉固定以尽量减轻这个问题。同时他们还指出，在 BSSO 期间髁突位置过度移动可导致髁突被压迫从而使得关节功能失调性重构 [13]。

20 世纪 70 年代中期，人们开始通过手术方式治疗安氏 II 类开𬌗并伴有下颌后缩的病例。在 20 世纪八九十年代，越来越多的患者接受了正颌手术的治疗。同时，一些荷兰的外科医生观察到很多在术后取得满意效果的患者随着时间的推移会出现不同程度的复发。他们意识到这主要是由髁突吸收而导致的，有两方面的资料支持了他们的猜想：①他们有大量的患者术前术后的病历资料以及患者术后长期随访的资料；②根据他们的导师 G. Boering 博士在 20 世纪 60 年代开创性地提出的"变形性关节病"的概念，他们知道髁突容易发生病理性吸收 [14]。这些外科医生随后发表了一系列的论著报道了他们对接受过正颌外科手术的患者进行长期的术后回访所得到的结果 [15-18]。在所有患者中，ICR/PCR 的发病率介于 1.2% ~ 5.8% 之间。他们在进一步研究后发现由于 ICR/PCR 而导致的复发多发生于安氏 II 类高角患者，大约占 19% ~ 31% [3, 15, 17, 19-24]。由于这种髁突吸收没有确切的病因且患者预后无法预测，所以被称为"特发性"髁突吸收。

有研究表明，对因为 ICR/PCR 而导致第一次正颌手术不成功的患者进行二次手术，失败率接近 50% [3, 18, 23, 25]。而在接受正颌手术前就已有 ICR/PCR 症状的患者，手术结果同样不理想。Arnett 和 Tumborello 报道了 9 例患者中有 4 例出现术后髁突吸收 [23]，而 Huang 等人则报道了 18 例患者中 4 例出现术后复发 [25]。

在 Hoppenreijs 等的一项研究中，仅通过上颌骨手术纠正安氏 II 类开𬌗错𬌗畸形的患者髁突吸收的发生率（9%）低于双颌手术后髁突吸收的发生率（23%）[21]。然而，大部分严重的安氏 II 类开𬌗错𬌗畸形患者均需要进行双颌手术甚至再进行颏成形术以获得最理想的面部美学（图 7-1）。Hoppenreijs 还指出术后髁突吸收可以从术后 6 个月开始并且可以持续长达 3 年 [21]。

7.5　髁突吸收的病理因素

髁突表面覆盖着一层纤维软骨，当 ICR/PCR 发生时，该层纤维软骨先发生分解，随后髁突表面的骨皮质开始吸收 [8-9]。随着致密的骨皮质被吸收，在影像上可以观察到骨吸收陷窝。其他影像学表现包括髁突变窄和变短，最终导致下颌升支高度的改变 [8]。髁突皮质下骨的脱钙可能导致关节面骨质的塌陷吸收，临床上表现为快速出现的开𬌗和下颌骨顺时针旋转 [9]。虽然这种疾病被描述为髁突吸收，但该病也可能表现出关节结节的吸收性变化，关节突趋向于扁平 [3, 9]。 ICR/PCR 可累及单侧或双侧髁突，若只累及单侧则可导致面部发生明显偏斜。绝大多数情况是双侧髁突同时受累，但两侧髁突病理进展程度可能不尽相同。这种最常见的双侧吸收提示该病可能具有遗传易感性和体液传染性。Hatcher 展示了髁突在吸收进展期和最终愈合期的 CBCT 影像（图 7-2）[26]。

7.6　关节盘在特发性 / 渐进性髁突吸收
　　　（ICR/PCR）发生发展过程中的作用

关节盘在下颌运动中起到缓冲作用，在下颌发生平移和旋转时起到润滑作用 [11, 27]。关节盘在 ICR/PCR 病因中的作用就如同"先有鸡还是先有蛋"一般，一直存在争议。当关节盘发生穿孔或移位时，髁突和关节结节的功能表面可发生退行性变化 [28-29]。Link 和 Nickerson 在对进行过正颌手术的患者研究后发现所有开𬌗病例及 88% 的安氏 II 类错𬌗畸形病例均有双侧关节盘移位 [30]。换个角度，也可能是因为髁突吸收而导致关节盘无法保持在正常的位置上从而导致关节盘移位。Wolford 和 Cardenas 推荐在对 ICR/PCR 患者通过正颌手术之前或正颌手术中引入关节手术将移位的关节盘连接到髁突的顶部，以防止关节盘再次移位或发生形态改变 [31]。有些外科医生认为该关节手术是不必要的，特别是如果该关节仍具有功能，即使其髁突和下颌升支受到严重的影响也不建议在

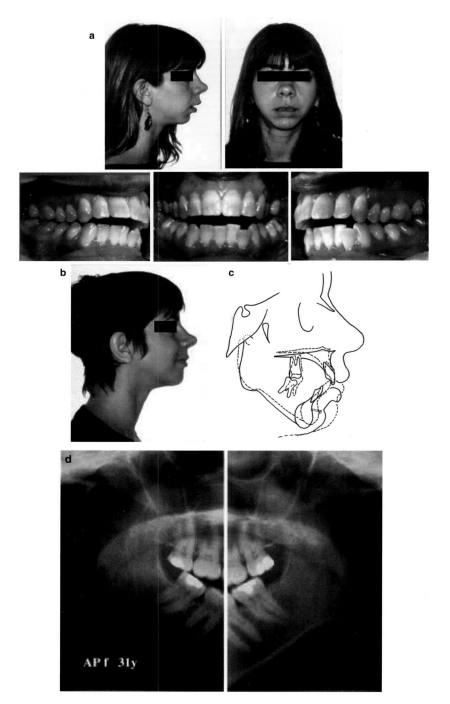

图 7-1 （a）患者治疗前面相（年龄：34 岁 8 个月）。（b）患者在正颌手术术后的面相（年龄：35 岁 3 个月）。外科手术的效果是惊人的，包括上颌骨的内收，下颌骨的旋转以及下颌骨矢状劈开和颏成形术（转载得到了 Handelman 和 Greene 的许可 [2]）。（c）术前（实线）术后（虚线）头影测量重叠结果。值得注意的是下唇和颏部的软组织的前移，这种前移是仅进行上颌骨手术无法达到的。（d）患者 34 岁 8 个月时的全景片，显示在术前髁突最小时的尺寸 [2]。

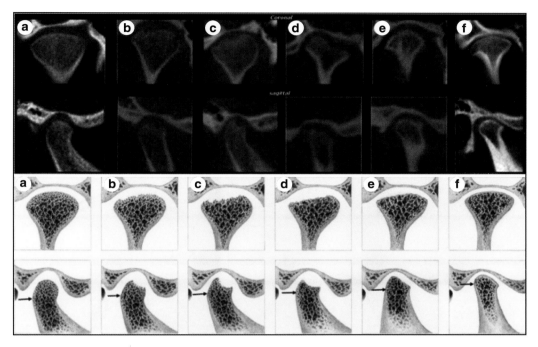

图 7-2　ICR/PCR 各阶段 TMJ 的 CBCT 影像：上面是 CBCT 影像图，下面是示意图。（a）正常的 TMJ；
（c）破坏性阶段（b）和（e）修复阶段；（f）稳定阶段（转载得到了 Hatcher 的许可 [26]）

对 ICR / PCR 患者进行正颌手术时引入关节手术（图 7-1 和图 7-3）[3, 13]。值得注意的是，人群中约有 1/3 的人存在无症状的关节盘移位，而 ICR/ PCR 还是相对少见的 [2, 32]。当然，退行性关节病的患者也不一定就出现关节盘移位 [32]。

7.7　正畸医生的特发性 / 渐进性髁突吸收（ICR/PCR）的调查

作者 Chester S. Handelman 在 1998 年向一些正畸医生邮寄了一份关于 ICR/PCR 诊疗经验的问卷，这些正畸医生包括 Edward H. Angle 正畸医师学会中的中西部医生以及芝加哥伊利诺伊大学正畸系的教授们 [2]。发出 69 份邮件共得到了 57 份回复，从这些正畸医生的回复中可知其职业生涯开始至今共遇到 56 例 ICR/PCR 患者。根据每个医生每年可以接诊的患者数量可以估算出约 5 000 个患者中会有 1 个发生 ICR/

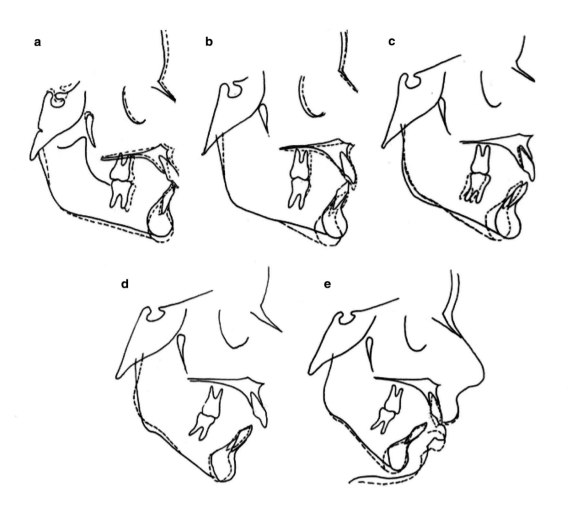

图 7-3 严重 ICR/PCR 患者的一系列头影测量重叠图。由于髁突前斜面的吸收导致了关节结节的前移。（a）10 岁 3 个月时正畸治疗前（实线）和 13 岁正畸治疗后（虚线）的头影测量重叠图。注意在 10 岁 3 个月时无法预测未来 ICR / PCR 的发生。 上颌正常生长，而下颌仅垂直向生长而不向前生长。下颌骨向下和向后旋转，关节点近中移动。（b）正畸治疗后 13 岁（实线）和 14 岁（虚线）的头影测量重叠图。 上颌正常生长，而下颌骨向下向后旋转，造成开殆以及覆盖的增加。（c）14 岁（实线）和 15 岁 10 个月时（虚线）的头影测量重叠图。 上颌骨生长发育停止趋于稳定。 然而，下颌骨继续向下向后旋转，下颌升支高度降低。（d）15 岁 10 个月（实线）和 30 岁 6 个月（虚线）的头影测量重叠图。髁突持续吸收导致下颌升支的缩短和关节点的近中移动。（e）18 岁 6 个月（实线）和 30 岁 10 个月（虚线）的头影测量重叠图。 髁突继续吸收伴随着下颌骨的向下向后旋转。

PCR。另一个证明该病发病率较低的数据是直至调查结束，平均每个被调查者在其职业生涯中仅遇到 1.3 例 ICR 病例。虽然这种低发病率可能是由于未能发现该病或者样本量较小导致，但仍可以证明在正畸过程中发生 ICR/PCR 的概率非常小。在进行过正颌手术的患者中其发病率为 2% ~ 5%，虽然仍比较少见，但较单纯正畸治疗致病的发病率高[15-19]。

在本次调查记录的 56 例 ICR/PCR 中，35 例（62.5%）无手术史，21 例（37.5%）手术后出现 ICR/PCR。以下数据来自 40 例数据完整的病例调查表：

- 40 例 ICR/PCR 患者中有 38 名（95%）女性和 2 名互为兄弟的男性，其中 37 名（92.5%）白种人，3 名亚洲人，没有黑人。

- 在 40 个病例中，33 例（82.5%）为双侧受累，7 例为单侧受累。

- 39 例中，发生颞下颌关节区或面部疼痛的为 12 例（30.7%）。

- 发生 ICR/PCR 前错𬌗畸形的诊断类型：14 例（35%）安氏 I 类、1 例（2.5%）安氏 I 类开𬌗、12 例（30%）安氏 II 类、12 例（30%）安氏 II 类开𬌗以及 1 例不能分类。

- 关于 ICR/PCR 严重程度的描述，除 1 例描述为轻度外，其余 39 例均被描述为严重甚至极其严重。

通过回复的邮件可以看出这些病例都是正畸科医生记忆很深刻的。这项调查研究应该呼吁更多的正畸事务所参加。无论如何，这有限的发现证实了文献中报道的观点。ICR/PCR 是易累及白种人或亚洲人中年轻女性的疾病；出现关节区疼痛的患者不足半数；患者在关节吸收前咬合情况各异以及一旦 ICR/PCR 出现即成为一个较为严重且难治的问题。

7.8 特发性 / 渐进性髁突吸收（ICR/PCR）的诊断

7.8.1 病史采集

完善的病史有助于 ICR/PCR 的诊断，其中短期内咬合的改变几乎可以视为 ICR/PCR 的典型病征。不幸的是，这种咬合变化常发生在正畸治疗过程中，容易被误认为是不良生长发育、舌习惯或者患者不配合。也可能最初被误认为是正畸治疗的一种不良反应。

是否有自身免疫性疾病或者胶原性疾病也应该纳入病史询问 [5]。虽然 ICR/PCR 患者类风湿因子的血清学检查常为阴性，但一旦出现异常应考虑向内科转诊。关节区不适史以及关节盘移位也是不容忽视的因素，因为许多 ICR/PCR 患者都存在关节区疼痛或者其他颞下颌关节紊乱病的症状，同时影像学上可以观察到关节盘移位 [2, 30]。当疼痛出现时，提示该疾病可能处于活跃期。

具有类风湿病、颞下颌关节紊乱病以及开𬌗家族史的，即使家族里并未出现过 ICR/PCR 患者也应详细记录。需要注意面部外伤史尤其是累及颞下颌关节的外伤，因为这有可能是髁突吸收发生的原因 [5]。不过值得庆幸的是创伤病例很少发展成 ICR/PCR。

有研究表明正畸治疗和第三磨牙的拔除可能导致 ICR/PCR[10, 13]。统计学分析显示该病很罕见且大多见于接受过正畸治疗或者第三磨牙拔除的年轻人。因此，将罕见疾病的病因归因于通常的经验是有问题的。但是，这些患者通常在早期就存在髁突的吸收，即处于无法发现的 ICR/PCR 阶段，正畸治疗或者第三磨牙的拔除超出了其本就脆弱的髁突的适应能力。

根据 Gunson 等人的报道，在手术前已经罹患 ICR / PCR 的需正颌手术治疗的年轻女性患者均有月经不调、闭经或使用口服避孕药的历史 [7]。因为血清中低水平的 17β – 雌二醇与术后出现严重髁突吸收相关，因此他们建议应术前测量月经周期中期血清中 17β – 雌二醇的水平。

7.8.2　头颅正侧位片

头颅正位片可用于髁突解剖形态的一般检查，具体可表现为相对于下颌骨其他部分，髁突骨量减少以及髁突上部曲度变薄变平 [3]。大部分病例中，髁突颈会出现远中倾斜。

头颅侧位片可以显示下颌相对于颅底和上颌的位置，也可以显示后面高的缩短、前面高的增加伴覆盖增加和开𬌗的加深，同时矢状面观骨性 II 类关系会加剧。连续的头颅侧位片拍摄可以用于诊断和观察活动期的 ICR。用于头影测量的叠片方法很多，本章均根据全颅底平面（Nasion–Basion 平面）以颅底点（Basion）为基准进行重合（图 7-3）。在该平面上髁突后部影像被定义为关节点所在位置，当 ICR 活跃时，其位置会近中移动。在头影测量重叠图上还可以观察到下颌骨顺时针旋转以及下颌骨后部高

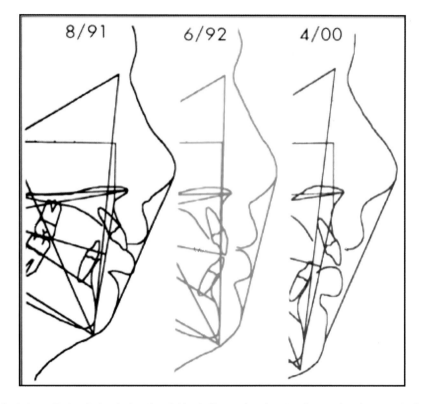

图 7-4 头影测量重叠片观察术后复发。左：术前（年龄：15 岁 7 个月）。中：16 岁 5 个月时下颌进行了手术。右：23 岁 4 个月显示 100％的复发（感谢 Dr. John Russell，Mobile AL ）

度（关节点到下颌角点）和长度的缩短（图 7-4）。头颅侧位片重叠观察的一个限制因素就是由于髁突的吸收无法准确地判断出髁突的位置，所以使用关节点更为方便。

7.8.3 锥体束 CT（CBCT）

相对于头颅正侧位片，尽管 CBCT 增加了辐射和成本，但是由于其清晰度高和避免相邻结构的重叠，仍然得到了广泛使用。 这使得临床医生可以更清晰地看到髁突的病理特征细节，例如致密的骨皮质层消失、侵蚀、硬化、扁平以及皮质下囊肿形成（图 7-2）[26, 34]。在 CBCT 出现之前，关节侧位片是很有用的，但它不是三维的，在一个或多个空间平面中仅提供矢状面的断层片。关节侧位片和 CBCT 均需要在开口和闭口位置分别进行拍摄，并且两者都可用于跟踪 ICR/PCR 的进展并确定疾病何时缓解。 放射科医生观察到外层骨皮质的愈合代表疾病的缓解[26, 34]。在第一次 CBCT 扫描 1 年后进行二次扫描，当结果显示关节已愈合且稳定时方可考虑手术治疗。同样，头影测量重叠片也应显示在这段时间内下颌骨位置没有变化。

不幸的是，关节的愈合并不代表疾病不再复发。有研究表明正颌手术可以重新激活吸收过程[3, 4, 21, 25]。图 7-3 显示了一个病例的头影测量重叠图。ICR 发病年龄为 13 岁，16 岁时髁突愈合稳定。然而，在这个年龄进行的正颌外科手术重新激活了 ICR/PCR，导致 100%的复发。

髁突前斜面骨赘的形成与 ICR/PCR 和其他退行性关节病有关（图 7-2）。但是，这种形态被认为是髁突的一种愈合方式，即通过骨赘来增强髁突承受外界机械负荷的能力[26, 34]。

7.8.4 放射性同位素诊断

作为 ICR/PCR 诊断方法的一部分，放射性同位素研究的价值是有争议的。 一些人认为，因为其他颞下颌关节疾病也可能显示高水平的同位素吸收，这使得放射性核素 ^{99m}Tc 的扫描结果很难说明问题。而另一些人则认为它具有一些诊断价值[25, 33]。

7.8.5 磁共振成像（MRI）

MRI 可用于关节软组织的检查，比如髁突表面软骨的完整性、关节盘的位置和状态、关节积液和骨髓水肿[35]。 然而，它无法提供像断层片或 CBCT 扫描影像的那样清晰、明确的髁突骨皮质诊断图像。

7.8.6 诊断性𬌗垫

ICR/PCR 患者正颌手术前出现关节区疼痛和功能障碍时常使用矫治性𬌗垫来稳定关节形态[36]。但𬌗垫诊断髁突吸收是否停止的功能却常常被忽视。怀疑有 ICR/PCR 的患者可以佩戴与下颌全牙列有咬合接触的上颌𬌗垫并定期进行咬合检查，一旦发现下前牙不再与𬌗垫接触则表明有可能有进一步的关节退行性病变以及疾病仍处于活跃期[1-2]。除此之外，上颌𬌗垫也可在正颌手术或正畸治疗之后常规使用，其作用为使颞下颌关节保持舒适的状态、减轻关节受力以及评估矫治的稳定程度[1-2, 36]。

7.9 特发性 / 渐进性髁突吸收（ICR/PCR）手术时机和术式选择

在手术治疗之前通过正畸治疗使上下牙弓达到理想弓形，将有利于在术后的正常的安氏 I 类咬合关系中实现上下牙列的最大咬合接触。这个理论对于无论哪种术式都是适用的。只有极少的 ICR/PC 患者能够仅通过正畸手段而不进行手术达到缓解进而治愈，尤其是那些从 20 多岁才开始（而非 10 岁出头就开始）出现髁突吸收的患者（图 7-5）。这种类型的患者中有一些人面部美观性尚可，但大多数面型较差。大多数患者由于髁突的大量吸收导致面部畸形而需要外科综合治疗（图 7-1）。

虽然 Dibbets 等人在更小的年龄组中发现了髁突畸形和髁突生长障碍的患者[37]，但典型的 ICR/PCR 一般始发于青少年早期。在我们看来，从青少年期到 20 岁出头的这个阶段，是 ICR/PCR 发生的活跃期。值得庆幸的是，这一疾病将在 25 岁左右逐渐缓解并最终停止。然而，也有部分患者在 30 岁以后仍然有持续活跃的髁突特异性吸收（图 7-3）。因此，虽然伴有严重面部畸形的青少年女性患者及其家长往往由于社会舆论压力而坚持早期治疗，我们还是应当建议青少年 ICR/PCR 患者推迟正颌手术时间。

另一种可行的方案是通过牵张成骨缓慢增加下颌骨长度，进而使软组织和肌肉逐渐适应患者下颌骨的延长。Schendel 等人报道了一例通过曲形牵张器牵张下颌骨使垂直高度增加 15.6 mm，水平长度增加 13.4 mm 的病例[40]。

Gunson 和 Arnett 则对 ICR/PCR 患者以及手术后可能存在 ICR/PCR 风险的患者采取了一种更符合生物医学和药理学的措施[36]。他们从术前 6 个月开始给患者戴用𬌗垫，并且术后继续戴用以减轻关节的负载。同时，术前术后给患者服用一系列药物来松弛肌肉、缓解夜磨牙症、减轻炎症以及降低患者自身的骨吸收能力[10, 36, 41]。他们报道了 24 例 ICR/PCR 患者术后 24 个月随访的稳定结果美国颞下颌关节外科医师协会（American Society of TMJ Surgeons, May 2, 3, 2014, Chicago, IL）。

对于 ICR/PCR 患者的治疗方式应采取基于病情进展程度的个性化治疗。Arnett 和 Gunson 的治疗方式对于那些需要正颌手术的 ICR/PCR 早期患者来讲应该是恰当的。但对于那些需要延长下颌距离较长的患者，牵张成骨的方式也许更为合适[38]。

如果髁突吸收依然活跃，可以采用自体肋软骨移植髁突置换术或人工全颞下颌关

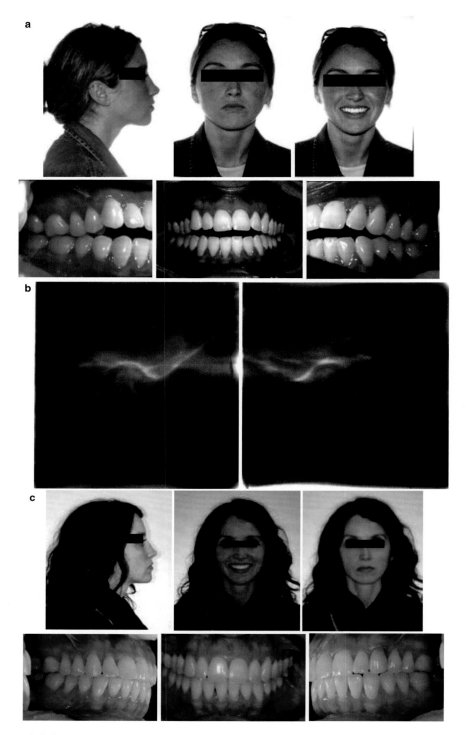

图7-5　患者在20岁患ICR/PCR，仅接受了正畸治疗。（a）治疗前患者（26岁4个月）面相及口内照片。（b）26岁11个月X线曲面断层片显示髁突表面侵蚀样骨吸收导致髁突减小、形态扁平化。髁突前部延伸出一个小骨赘。放射专科医生诊断其退行性关节病处于稳定期，所以开始进行正畸治疗。（c）正畸治疗5年后患者（33岁2个月）面相及口内照片。注意开拾已经得到纠正

节置换术 [25, 40‐45]。存在以下这些问题的 ICR/PCR 患者，最好接受人工全关节置换术
（total joint replacement, TJR）：

- 关节运动严重受限提示关节功能损伤
- 曾经接受过正颌手术的失败病例
- 正颌手术预后较差 [41‐45]

因为人工关节不可吸收，有活跃性 ICR/PCR 的患者也可以考虑全关节置换。在下
一节中我们将讨论该方法的细节。

7.10 终末期特发性 / 渐进性髁突吸收（ICR/ PCR）患者选用人工全颞下颌关节置换的依据

疾病终末期是指器官或疾病处于最为严重的有害状态，处于这个状态的器官几乎
丧失功能。比如，终末期肾病患者肾脏失去功能，患者需要透析治疗；终末期心脏病
患者心脏功能几乎丧失，因而需要安装起搏器或者心脏移植才能存活 [45]。

终末期关节病是指患者由于疾病或损伤引起的关节结构破坏导致了严重的功能障
碍。终末期 ICR/PCR 患者是指随着病程的进展，颞下颌关节髁突已逐渐无法通过局部
自适应能力对关节进行机械性能和生物学性能的代偿。这种失代偿可在影像学上观察
到骨结构负载降低的终末期病理改变。临床上，可以根据患者的症状和体征判断关节
的终末期病理状态 [41-45]。

无论是选择肋软骨移植、正颌手术还是牵张成骨，患者的远期预后都取决于无血
管的移植物或终末期剩余的关节组织能否承受潜在的巨大功能性负载。更为复杂的是，
受损的终末期关节复合体能否承受一些系统性疾病的关节局部表现 [41-45]。

正颌手术、牵张成骨或自体组织置换术的结果不理想的原因，可能是将已经存在
负载能力受损的关节骨性结构置于机械压力环境中。这种不良的机械压力环境是多因
素导致的结果，是多种手术过程中都会存在的。举例来说，众所周知，颅颌面骨在正
颌或牵张手术后，以及自体移植颞下颌关节重建以后，通常会发生关节、肌肉位置和 /
或坚固内固定负载力的重定位。因此，治疗 ICR/PCR 的术式的选择不仅要基于关节机

械和生物性能的自适应能力，也要考虑周围组织的情况。

人工全关节置换对于关节解剖形态破坏、终末期关节病、关节功能丧失患者的关节重塑是一种生物力学方法，而不是生物学方法。近几十年来，我们都认识到如果没有人工全关节置换手术，难以想象该如何对终末期关节病进行手术矫正。长期临床观察表明人工全关节置换对于终末期关节病是一种安全有效的外科治疗手段 [43-44]。

无论是采用人工材料还是自体组织进行关节置换，都是为了：①改善关节功能和形态；②减轻病痛，纠正功能缺陷；③控制过度的治疗和花费；④阻断疾病症状 [44]。人工全关节置换用于治疗终末期 ICR/PCR 符合了以上所有的治疗目标。

自体组织关节置换，如肋软骨移植，则不能够完全满足以上目标，已有的证据表明自体组织关节置换后需要再进行一次甚至两次手术治疗，导致更严重的关节功能缺陷、更长的患病时间和更多的医疗花费 [41-45]。

人工全关节置换的优势在于：①可以立刻开始物理治疗；②不需要供体部位手术，缩短手术时间；③能够模拟正常的解剖形态 [42]。对于 ICR/PCR 患者，另一个附加的优点是人工材料的形态不受疾病的病理生理变化过程的影响。

自体组织关节置换需要先切取一块无血管的肋骨，通过坚固内固定方法与下颌支皮质对皮质连接。在移植骨块血管化及下颌支及周围软组织整合的过程中，需要进行颌间固定。Reitzik 使用猴子进行研究发现，在理想愈合环境中，皮质骨连接需要 20 周才能完全愈合。因此，他认为人类大约需要 25 周才能愈合 [46]。这还不包括早期咀嚼肌康复的时间，因为任何移植物 – 宿主之间的动度都会导致移植失败 [47]。

对于任一种关节手术来说，术后长期的关节制动都是与物理康复原则相悖的。Salter 通过连续被动运动（continuous passive motion, CPM）学说提出，早期物理康复治疗对关节手术后远期关节功能恢复至关重要 [48]。在传统关节手术治疗后，早期物理治疗会对本已处于缺乏抵抗力环境中的宿主骨产生有害的紧张和压力，从而导致 ICR/PCR 患者治疗失败或复发。相反，因为人工关节植入后自身稳定性好，能够容许立即进行物理治疗，从而保证了远期功能效果。

个性化定制的人工关节窝和下颌升支（髁突）是根据患者 CT 数据生成的激光立体模型，模拟患者关节结构而进行制作的。在移植过程中，人工合成部件能够与患者的颞骨以及下颌升支的表面达到稳定而紧密的结合 [49-50]。

在 ICR/PCR 手术中，下颌往往会存在逆时针旋转。这对于传统的 ICR/PCR 治疗是不利的，因为这种旋转使得肌肉和软组织处于新的解剖位置关系，因此而产生的力是移植骨块或病变的髁突所难以承受的。如果考虑肌肉对骨产生的力，那么无论是短期还是长期的功能负载都有很大的潜在复发风险。而文献证明，对这些病人采用定制的个性化人工全关节置换远期稳定性良好[51-54]。

相对来讲，人工全关节置换的缺点包括：①人工关节费用高；②材料磨损和损坏；③长期稳定性不确定；④人工植入物不能随患者生长[42]。

考虑到 ICR/PCR 患者的人口学资料，人工全关节置换术的远期效果必然是一个重要的议题。因为这一措施主要是一种生物力学方法而非生物学方法，通过修正手术去除植入的人工假关节周围的瘢痕组织是未来必须考虑的。最终，随着时间的推移，当材料磨耗或损坏时，将需要置换植入物。目前，根据全关节成形术以及最近人工全关节置换术的远期效果研究，我们认为植入假关节的使用年限大约为 10 ~ 15 年[42, 44, 48-49, 52 - 63]。

随着整形外科手术技术、植入物材料和设计的进步，人工全关节置换已经达到了较好的远期功能效果并有效改善了生存质量。在年轻患者中，超过 90% 的患者人工假关节使用年限大于 10 年[64-65]。因此，整形外科医生能够有很大的把握通过人工全关节置换来治疗年轻的终末期关节病患者，使他们获得更好的关节功能和生活质量。对病程进行到终末期的 ICR/PCR 患者进行颅颌面治疗的时候，也要考虑同样的问题。对于这些患者来说，这一问题尤为重要。因为他们大多年纪很轻，有可能要度过漫长的一生。

关于费用，不仅包括植入体的费用，还有与植入相关的各个项目的费用。与自体关节移植相比，人工全关节置换术有一个显著的优势，就是不需要第二手术区即供体部位（肋骨）的手术。这不仅避免了损伤供体部位，也不存在与第二术区相关的费用，同时术后无需对供体部位周围软组织进行拉伸。尽管人工关节价格昂贵，但人工全关节置换的总费用与自体骨移植相比价格持平甚至更低[48]。

从 1985 年到 2010 年，作者 Louis Mercuri 治疗了 14 位 ICR/PCR 患者。患者均为女性，年龄为 13 ~ 34 岁（平均年龄 23.4 岁，标准差 =7.1）。初诊时，都有 ICR/PCR 的临床或影像学特征，同时血液类风湿因子检查都呈阴性。除了一名患者（YF）以外，其他所有患者都口服避孕药治疗月经不调或避孕[38]。

7.11 病例

TC（图 7-6），女性，26 岁，2009 年前来就诊，主诉双侧颞下颌关节渐进性疼痛和功能障碍、头痛、渐进性关节后缩，以及阻塞性睡眠 – 呼吸暂停综合征需使用夜间持续气道正压。最大开口时切牙切端距离为 25 mm。否认正畸治疗史、关节炎病史、下颌创伤、紧咬牙或夜磨牙症。既往史只有阻塞性睡眠 – 呼吸暂停综合征以及曾口服避孕药治疗痛经这两点值得注意，同时并没有创伤因素，血清检测显示阴性。

照片及头影测量显示双侧严重的终末期髁突吸收（图 7-6），上气道狭窄以及小下颌。因此，诊断为：ICR/PCR，阻塞性睡眠 – 呼吸暂停综合征以及小下颌。

治疗计划使用个性化 TMJ 置换系统（TMJ Concepts, Ventura, CA）行双侧 TMJ 全关节置换术，LeFort I 型截骨术以及颏成形术。

2010 年，TC 顺利进行了手术。术后，她不再需要使用夜间持续气道正压，也不再感到关节痛和头痛了。

术后 4 年，她保持了一个稳定的、可重复的功能性咬合关系。最大开口度（MIO）为 35 mm。影像学资料显示固位螺钉整合情况良好，人工关节头和关节窝周围没有骨质溶解，上气道宽度增大，面部美观改善（图 7-7）。

结合 ICR/PCR 的病理生理机制和以往报道的传统手术效果，我们现在对于传统手术失败的原因有了更好的认识。由于对传统术式进行改良并不会使疗效得到多少可预期的改善，人工全关节置换应当被视为一个可行选择，尤其对于正颌手术或自体移植关节重建后复发的 ICR 患者而言。

虽然人工全颞下颌关节置换的发展历史短于其他关节置换术，但基本原理是相通的。对于 ICR/PCR 患者，正畸医生和外科医生应当充分利用个性化人工关节设计技术和承重材料发展的便利来达成自体组织移植和正颌手术所不能达到的治疗效果。

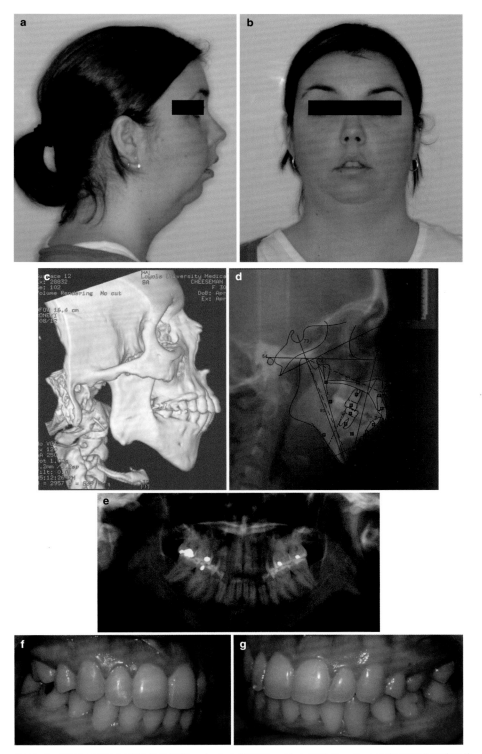

图7-6　TC在2009年术前相关资料。（a）右侧面像。（b）正面像。（c）右侧CBCT重建图像。
（d）头影测量分析。（e）全景片。（f）右侧咬合像。（g）左侧咬合像

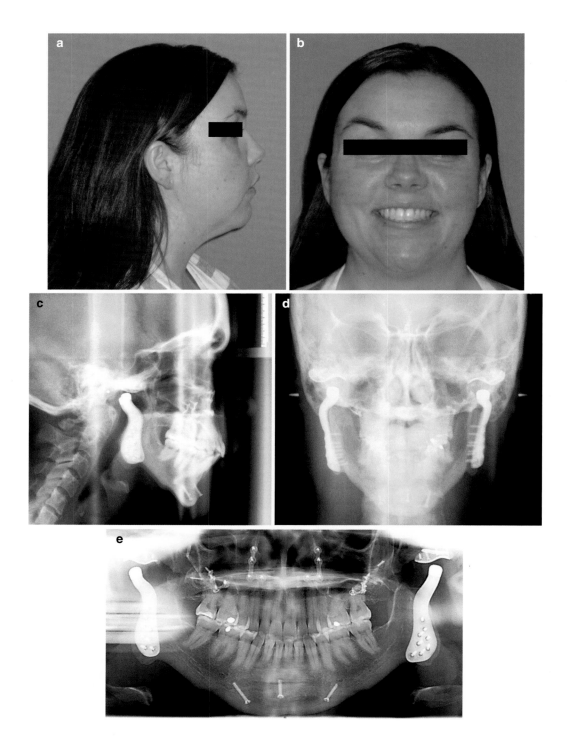

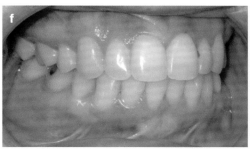
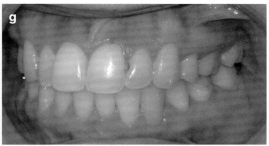
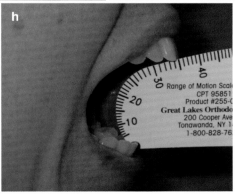

图7-7 TC 在 2014 年术后相关资料。（a）右侧面像。（b）正面像。（c）头颅侧位片＊。（d）头颅正位片＊。（e）全景片＊。（f）右侧咬合像。（g）左侧咬合像。（h）开口度。＊人工全关节（Ventura, CA）中的人工关节窝是由高分子聚乙烯材料制作，因此是射线可以透射的

7.12 特发性/渐进性髁突吸收（ICR/PCR）患者管理和医疗法律问题

我们知道有一些患者在正畸治疗过程中出现了 ICR/PCR，随后患者及其家属对正畸医生提出了诉讼。这些患者在接受主动正畸治疗的过程中出现了严重的咬合紊乱以及关节疼痛，并需要进行后续的正颌或关节手术治疗。他们指控医生没能在正畸治疗前诊断出关节问题，也没有在知情同意书中提醒患者这一风险，以及在 ICR/PCR 发生时没有及时意识到，也没有及时停止正畸治疗。显然，这种病例使我们思索，对于可能出现类似问题的正畸患者，到底要签署什么样的知情同意书？

虽然 ICR/PCR 是一种严重的疾病，但由于发病率很低（在正畸患者中约为 1/5 000），因此从法律角度看，在常规的正畸治疗前并没有必要告知每一位患者这

一风险 [2]。如果正畸医生认为有发生 ICR/PCR 的可能，那么必须对后续正畸治疗的风险进行讨论，尤其是有正颌手术需要的患者。ICR/PCR 在手术患者中的发生率约为 1.2% ~ 5%，而在安氏 II 类高角患者中高达 20% ~ 25%[3, 16–19]。

如果你接诊的患者（特别是女性）存在或表现出 ICR/PCR 的特征，就需要考虑一些特定的治疗程序。这些临床特征包括下颌不对称、下颌后缩、下颌升支过短、开𬌗以及颞下颌关节痛。如果出现这些特征，就应该告知患者及其家属有罹患 ICP/PCR 的可能。同时应将病情讨论内容记录在案并标注日期。怀疑患者存在 ICR/PCR，则应该履行相应的临床程序并予以记录。需将患者的牙齿研究模型上𬌗架以记录患者的开𬌗情况。显然，治疗前和治疗中需要拍摄头颅侧位片，并进行描记和头影测量分析。虽然 ICR 患者可以拍摄曲面断层片进行观察，但推荐 CBCT 检查以更精确地观察骨和关节的结构 [33–34]。

当遇到 ICR/PCR 疑似患者时，正畸医生应该与多个学科的专家进行合作：

- 颅颌面放射专业医生（对 CBCT 影像进行书面报告）
- 有正颌手术经验的口腔颌面外科医生，最好有治疗 ICR/PCR 经验
- 颅颌面疼痛专家
- 风湿病学专家，以排除自身免疫病和风湿病

与患者及其家属进行病情讨论，应告知患者并不仅仅是牙列不齐的问题，还可能存在病理性组织吸收、疼痛和关节功能障碍、异常咬合以及异常的骨骼形态，并进行记录。

如果患者在正畸治疗过程中出现 ICR，正畸医生该怎么做呢？从临床角度和法律角度来说，一个最重要的准则就是：终止正畸治疗并维持现状。接下来每 6 个月进行复诊，每年拍摄头颅侧位片和 CBCT 并为患者佩戴𬌗垫。这些工作都需要与相应领域的专家进行团队合作，共同治疗患者。一旦髁突恢复且咬合稳定，团队就应该讨论是重新开始正畸治疗还是实行外科手术治疗，患者的意见是确定最终治疗方案的关键。对患者表达关切之情并进行详尽的记录能够尽可能地减少法律纠纷。

注意事项

- 特发性髁突吸收（ICR）是一种主要发生于青少年女性的相对罕见的疾病。

- 髁突吸收会导致开殆、安氏Ⅱ类错殆畸形、下颌髁突和升支缩短、下颌逆时针旋转。

- ICR/PCR 可能出现在正畸治疗前、中、后，也可能在正颌手术后出现。

- 我们认为出现 ICR/PCR 的髁突对较大的甚至正常的下颌负荷的承受能力减弱。

- ICR/PCR 的病理过程包括髁突外层皮质骨吸收、髁突变窄或变短以及髁突上前斜面扁平。

- 对正畸医生的调查发现，在正畸患者中 ICR/PCR 发病率约为 1/5000。30.5% 的 ICR/PCR 患者出现面部疼痛，82.7% 的 ICR/PCR 患者双侧发病。

- 诊断时需要特别关注突然出现的开殆和/或安氏Ⅱ类错殆。并需要检测血清风湿因子以及雌激素水平。异常的月经周期或口服避孕药也可能与髁突吸收相关。

- 根据全颅底平面（Nasion–Basion 平面）以颅底点（Ba）为基准对一系列的头颅侧位片进行重叠，能够显示出下颌升支缩短、关节头前移。需要同时拍摄开、闭口时的 CBCT 以观察髁突的位置。

- 对可能需要正颌手术的 ICR/PCR 患者，需要咨询有 ICR/PCR 治疗经验的口腔颌面外科医生。

- 需要使用全包裹式殆垫超过 6 个月以降低颞下颌关节机械负载，同时测试前伸殆位是否稳定。如果切牙脱离殆垫，则表明疾病仍处于活跃期。

- 如果在正畸治疗过程中出现 ICR/PCR，最好停止治疗并定期观察和拍摄影像学资料，直到髁突恢复。

- 正颌手术可能导致 ICR 复发，最好等到 25 岁左右再手术。但复发的情况并不经常出现。

- 存在严重错殆畸形和面部畸形的 ICR 患者，在确定髁突吸收停止以后，有三种选择：

1. 不做治疗或只简单排齐前牙，保持错殆畸形和面部畸形。

2. 正颌手术，最好根据 Gunson 和 Arnett 的手术规程，使用殆垫降低颞下颌关节负载并口服一系列药物控制自身骨吸收。

3. 正颌手术植入人工假关节。人工关节能够不受疾病病程的影响，承受手术大范围移动颌骨而对关节施加的功能性和机械性负载，并恢复面部的美观。

参考文献

[1] Handelman C S. Ask us: condylar resorption[J]. Am J Orthod Dentofacial Orthop, 2004, 125:16A.

[2] Handelman C S, Greene C S. Progressive/idiopathic condylar resorption: an orthodontic perspective[J]. Semin Orthod, 2013, 19:55 – 70.

[3] Hoppenreijs T J M, Stoelinga P J W, Grace K L, et al. Long-term evaluation of patients with progressive condylar resorption following orthognathic surgery[J]. Int J Oral Maxillofac Surg, 1999, 28:411 – 418.

[4] Kobayashi T, Izumi N, Kojima T, et al. Progressive condylar resorption after mandibular advancement[J]. Br J Oral Maxillofac Surg, 2012, 50:176 – 180.

[5] Sarver D, Janyavula S. Condylar degeneration and diseases-local and systemic etiologies[J]. Semin Ortho, 2013, 19:89 – 96.

[6] Osterberg T, Carlsson G E. Symptoms and signs of mandibular dysfunction in 70 year old men and women in Gothenburg, Sweden[J]. Community Dent Oral Epidemiol, 1973, 7:315 – 321.

[7] Gunson M J, Arnett G W, Formby B, et al. Oral contra-ceptive pill use and abnormal menstrual cycles in women with severe condylar resorption: a case for low serum 17 beta-estradiol as a major factor in progressive condylar resorption[J]. Am J Orthod Dentofacial Orthop, 2009, 136:772 – 779.

[8] Milam SB. T M J osteoarthritis[M]// Laskin DM, Greene CS, Hylander WL. Tempomandibular disorders: an evidence-based approach to diagnosis and treatment. Chicago: Quintessence, 2006: 105 – 123.

[9] Stegenga B, de Bont L G M, Boering G, et al. Tissue responses to degenerative changes in the temporo-mandibular joint: a review[J]. J Oral Maxillofac Surg, 1991, 49:1079 – 1088.

[10] Arnett G W, Milam S B, Gottesman L. Progressive mandibular retrusion-idiopathic condylar resorption. Part I[J]. Am J Orthod Dentiofacial Orthop, 1996, 110:8 – 15.

[11] Haskin C L, Milam S B, Cameron I L. Pathogensis of degenerative joint disease in the human temporoman-dibular joint[J]. Crit Rev Oral Biol Med, 1995, 6:248 – 277.

[12] Scheerlink J P O, Stoelinga P J W, Blijdorp P A, et al. Sagittal split advancement osteotomies stabilized with miniplates: 2 – 5 years follow-up[J]. Int J Oral Maxillofac Surg, 1994, 23:127 – 131.

[13] Arnett G W, Milam S B, Gottesman L. Progressive mandibular retrusion idiopathic condylar resorption, Part II[J]. Am J Orthodont Dentofacial Orthop, 1996, 110:117 – 127.

[14] Boering G. Arthrosis deformans van het kaakge-wricht. Een klinisch en rontgenobgrach onderzoek[D]. Van Denderen: University of Groningen, 1966. [In Dutch]

[15] Kerstens H C, Turnizing D B, Golding R P, et al. Condylar atrophy and osteoarthrosis after bimaxillary surgery[J]. Oral Surg Oral Med Oral Pathol, 1990, 69:274 – 280.

[16] Moore K E, Gooris P J, Stoelinga P J. The contributing role of condylar resorption to skeletal relapse follow-ing mandibular advancement surgery: report of five cases[J]. J Oral Maxillofac Surg, 1991, 49:448 – 460.

[17] Bouwman J P, Kerstens H C, Tanzing D B. Condylar resorption in orthognathic surgery. The role of inter-maxillary fixation[J]. Oral Surg Oral Med Oral Pathol, 1994, 78:138 – 41.

[18] Merkx M A W, Van Damme P A. Condylar resorption after orthognathic surgery: Evaluation of treatment in 8 patients[J]. J Craniomaxillofac Surg, 1994, 22:53 – 58.

[19] Hwang S J, Haers P E, Seifert B, et al. Non-surgical risk factors for condylar resorption after orthognathic surgery[J]. J Craniomaxillofac Surg, 2004, 32:103 – 111.

[20] De Clercq C A S, Neyt L F, Mommaerts M Y, et al. Condylar resorption in orthognathic surgery: a retro-spective study[J]. Int J Adult Orthodon Orthognath Surg, 1994, 9:233 – 240.

[21] Hoppenreijs T J M, Freihofer H P M, Stoelinga P J W, et al. Condylar remodeling after LeFort I and bimaxil-lary osteotomies in patients with anterior open bite. A clinical and radiological study[J]. Int J Oral Maxillofac Surg, 1998, 27:81 – 91.

[22] Miguel J A, Turvey T A, Phillips C. Long-term stability of two-jaw surgery for treatment of mandibular deficiency and vertical maxillary excess[J]. Int J Adult Orthodon Orthognath Surg, 1995, 10:235-245.

[23] Arnett G W, Tumborello J A. Progressive class II development: female idiopathic condylar resorption[J]. Oral Maxillofac Surg Clin North Am, 1990, 2:699-716.

[24] Crawford J G, Stoelinga P J W, Blijdorp P A, et al. Stability after reoperation for progressive condylar resorption after orthognathic surgery: report of seven cases[J]. J Oral Maxillofac Surg, 1994, 52:460-466.

[25] Huang Y L, Pogrel M A, Kaban L B. Diagnosis and management of condylar resorption[J]. J Oral Maxillofac Surg, 1997, 55:114-119.

[26] Hatcher D C. Progressive condylar resorption: pathologic processes and imaging considerations[J]. Semin Orthod, 2013, 19:97-105.

[27] Osborn J W. The disc of the human temporomandibular joint: design, function and failure[J]. J Oral Rehabil, 1985, 12:279-293.

[28] Scapino P R. Histopathology associated with malposition of the human temporomandibular joint disc[J]. Oral Surg Oral Med Oral Pathol, 1983, 55:382-397.

[29] Nebbe B, Major P W, Prasad N G N. Adolescent female craniofacial morphology associated with advanced bilateral TMJ disc displacement[J]. Eur J Orthod, 1998, 20:701-712.

[30] Link J J, Nickerson J W. Temporomandibular joint internal derangements in an orthognathic surgery pop-ulation[J]. Int J Adult Orthodon Orthognath Surg, 1992, 7:161-169.

[31] Wolford L M, Cardenas L. Idiopathic condylar resorption: diagnosis, treatment protocol and outcomes[J]. Am J Orthod Dentofacial Orthop, 1999, 116:667-677.

[32] Dolwick M F. Intra-articular disc displacement, part I: its questionable role in temporomandibular joint pathology[J]. J Oral Maxillafac Surg, 1995, 53:1069-1072.

[33] Hoppenreijs T J M, Maal T, Tong Y. Evaluation of condylar resorption before and after orthognathic surgery[J]. Semin Orthod, 2013, 19:106-115.

[34] Hatcher D C, McEvoy S P, Mah R T, et al. Distribution of local and general stresses in the stomatognathic system[M]// McNeill C. Science and practice of occlusion. Chicago: Quintessence, 1997: 259-270.

[35] Progrel M A, Chigurupati R. Management of idiopathic condylar resorption[M]// Laskin DM, Greene CS, Hylander WL. Temporomandibular disorders: an evidence-based approach to diagnosis and treatment. Chicago: Quintessence, 2006: 105-123.

[36] Arnett G W, Gunson M J. Risk factors in the initiation of condylar resorption[J]. Semin Orthod, 2013, 19:81-88.

[37] Dibbets J, Muller B, Krop F, et al. Deformed condyles and craniofacial growth: findings of the Groningen longitudinal temporomandibular disorders study[J]. Semin Orthod, 2013, 19:71-80.

[38] Schendel S A, Tulasno J-F Link D W III. Idiopathic condylar resorption and micrognathia: the case for distraction osteogenesis[J]. J Oral Maxillofac Surg, 2007, 65:1610-1616.

[39] Gunson M J, Arnett G W, Milam SB. Pathophysiology and pharmacologic control of osseous mandibular condylar resorption[J]. J Oral Maxillofac Surg, 2012, 70:1918-1934.

[40] Mercuri L G. A rationale for total alloplastic temporomandibular joint reconstruction in the management of idiopathic/progressive condylar resorption[J]. J Oral Maxillofac Surg, 2007, 65:1600-1609.

[41] Mercuri L G. Alloplastic total joint replacement: a management option in temporomandibular joint replacement[J]. Semin Orthod, 2013, 19:116-126.

[42] Mercuri L G, Edibam N R, Giobbie-Hurder A, 14-Year follow-up of a patient fitted total temporomandibular joint reconstruction system[J]. J Oral Maxillofac Surg, 2007, 65:1140-1148.

[43] Wolford L M, Mercuri L G, Schneiderman E D, et al. Twenty-year follow-up study on a patient-fitted temporomandibular joint prosthesis: the techmedica/TMJ concepts Device[J]. J Oral Maxillofac Surg, 2015, 73:952-960.

[44] Mercuri L G. The use of alloplastic prostheses for tem-poromandibular joint reconstruction[J]. J Oral Maxillofac Surg, 2000, 58:70 - 75.

[45] Mercuri L G. Chapter 52. End-stage T M D and T M J reconstruction[M]// Miloro M, Ghali G, Larsen P, et al. Peterson's principles of oral & maxillofacial surgery. 3rd ed. Shelton, CT 2012: 1173 - 1186.

[46] Reitzik M. Cortex-to-cortex healing after mandibular osteotomy[J]. J Oral Maxillofac Surg, 1983, 41:658 - 663.

[47] Lienau J, Schell H, Duda G N, et al. Initial vascular-ization and tissue differentiation are influenced by fixation stability[J]. J Orthop Res, 2005, 23:639 - 645.

[48] Salter R B. Continuous passive motion[M]. Baltimore: Williams and Wilkins, 1993.

[49] Mercuri L G. Alloplastic T M J replacement. Rationale for custom devices[J]. Int J Oral Maxillofac Surg, 2012, 41:1033 - 1040.

[50] Mercuri L G. The role of patient-fitted devices in total temporomandibular joint replacement[J]. Rev Esp Cir Oral Maxillofacial, 2013, 35:1 - 10.

[51] Dela Coleta K E, Wolford L M, Gonçalves J R, et al. Maxillo-mandibular counter-clockwise rotation and mandibular advancement with TMJ Concepts total joint prostheses: part I - skeletal and dental stability[J]. Int J Oral Maxillofac Surg, 2009, 38:126 - 138.

[52] Coleta K E, Wolford L M, Gonçalves J R, et al. Maxillo-mandibular counter-clockwise rotation and mandibu-lar advancement with TMJ Concepts total joint prostheses: part II - airway changes and stability[J]. Int J Oral Maxillofac Surg, 2009, 38:228 - 235.

[53] Coleta K E, Wolford L M, Gonçalves J R, et al. Maxillo-mandibular counter-clockwise rotation and mandibu-lar advancement with TMJ Concepts total joint prostheses: part IV - soft tissue response[J]. Int J Oral Maxillofac Surg, 2009, 38:637 - 646.

[54] Pinto L P, Wolford L M, Buschang P H, et al. Maxillo-mandibular counter-clockwise rotation and mandibu-lar advancement with TMJ Concepts total joint prostheses: part III - pain and dysfunction outcomes[J]. Int J Oral Maxillofac Surg, 2009, 38:326 - 331.

[55] Wolford L M, Cottrell D A, Henry C H. Temporo-mandibular joint reconstruction of the complex patient with the Techmedica custom-made total joint prosthesis[J]. J Oral Maxillofac Surg, 1994, 52:2 - 10.

[56] Mercuri L G, Wolford L M, Sanders B, et al. Custom CAD/CAM total temporomandibular joint recon-struction system: preliminary multicenter report[J]. J Oral Maxillofac Surg, 1995, 53:106-115.

[57] Mercuri L G. Considering total alloplastic temporo-mandibular joint replacement[J]. Cranio, 1999, 17:44 - 48.

[58] Mercuri L G. Subjective and objective outcomes in patients reconstructed with a custom-fitted alloplastic temporomandibular joint prosthesis[J]. J Oral Maxillofac Surg, 1999, 57:1427 - 1430.

[59] Donlon W C. Total temporomandibular joint reconstruction[M]. Philadelphia: Saunders, 2000.

[60] Mercuri L G, Wolford L M, Sanders B, et al. Long-term follow-up of the CAD/CAM patient fitted allo-plastic total temporomandibular joint reconstruction prosthesis[J]. J Oral Maxillofac Surg, 2002, 60:1440 - 1448.

[61] Wolford L M, Dingworth D J, Talwar R M, et al. Comparison of 2 temporomandibular joint prosthesis systems[J]. J Oral Maxillofac Surg, 2003, 61:685 - 690.

[62] Mercuri L G, Giobbe-Hurder A. Long-term out-comes after total alloplastic temporomandibular joint reconstruction following exposure to failed materials[J]. J Oral Maxillofac Surg. 2004, 62: 1088-1096.

[63] Mercuri L G, Swift J Q. Considerations for the use of alloplastic temporomandibular joint replacement in the growing patient[J]. J Oral Maxillofac Surg, 2009, 67:1979 - 1990.

[64] Salvati E, Wilson P, Jolley M A. A ten-year follow-up study of our first one hundred consecutive Charnley total hip replacements[J]. J Bone Joint Surg, 1981, 63A: 753 - 776.

[65] Schulte K R, Callaghan J J, Kelley S S, et al. The out-come of Charnley total hip arthroplasty with cement after a minimum of twenty-year follow-up. The results of one surgeon[J]. J Bone Joint Surg, 1993, 75A:961 - 975.

08

正畸治疗中颞下颌关节紊乱病症状的处理

Charles S. Greene,Donald J.Rinchuse, Sanjivan Kandasamy, and John W.Stockstill

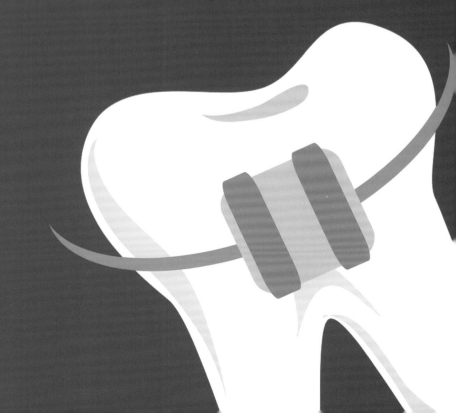

和其他专科牙医一样，正畸医生在临床中也会遇到寻求治疗 TMD 症状的患者。这些患者可能是从其他牙医那里转诊而来，也可能是在正畸过程中出现了颞下颌关节的问题。这些轻微的症状可能出现在新患者身上，也可能出现在正在接受治疗的患者中。然而并非所有这些情况都是需要治疗的（见第 3 章）。但是，正如我们在第 2 章中讨论的那样，还是有很多 TMD 的状况是需要被正确地诊断并治疗的。

TMD 的治疗是非常复杂的。实际上，这整本书都是为解决这个问题而写的。本章中，我们会介绍一些治疗 TMD 的常规方法，一旦正畸医生学会这些方法，就可以很好地将之应用于临床。正如我们在之前的章节中反复提到，现在对绝大多数 TMD 治疗的重心是保守治疗，尤其是在早期和急性阶段。由于普通的正畸治疗程序与 TMD 患者的治疗模式存在区别，本章不会讨论普通的正畸治疗方法。

8.1 概述

大部分 TMD 的两个主要临床特征是疼痛和功能紊乱。虽然其他症状也值得关注，但这两个症状是大部分患者寻求治疗的主要原因。Laud 等指出 [1-2] 功能紊乱常常是疼痛的后果，而非疼痛的原因。所以，基础治疗应当直接针对疼痛。疼痛一旦缓解，功能就可能改善。如果正畸医生需要对 TMD 患者进行基本的的治疗，也就是针对疼痛和功能紊乱的保守治疗。那么，将要进行的治疗应当有科学的和循证的依据。

如今，TMD 的治疗是基于生物 - 心理 - 社会模式，而不是曾经的基于牙科的模式 [3-5]。也就是说，TMD 的治疗已经从传统牙科方法，即通过改变咬合、重建咬合关系方式，转变为以生物医学和心理学为基础的治疗。当代的生物 - 心理 - 社会学模式致力于整合生物、临床以及行为因素，这些因素可能与 TMD 的发生、持续以及缓解有关 [6]。如今，在 TMD 领域，遗传学（与疼痛易感性有关）、疼痛影像学、内分泌学、行为危险因素、性别差异及心理 - 社会状态等因素正获得越来越多的关注与研究 [7]。学者们对许多 TMD 患者伴有身体其他部位疼痛这一现象也非常感兴趣。此外还有大量的研究关注 TMD 的慢性状态（哪些人易患该病？为什么？）

TMD 的迹象和症状可以发生于任何个体、任何时间。在许多情况下，这可能是短暂的症状，如下颌肌肉酸痛、关节轻伤后的关节处疼痛、或一次复诊后的张口受限。还有的比如许多患者在接受筛查时被发现存在着偶尔的下颌疼痛、无痛的关节弹响或异常的张闭口模式。以上这些情况并没有严重到 TMD 的程度。出现真正的 TMD 问题的患者一般是处于青春期中后段的青少年，或年轻的和中年的成人，而不是小孩或老人。女性罹患 TMD 的概率是男性的两倍 [8]。基于这些事实，一名正畸患者绝对有可能在正畸前、正畸中或正畸后出现 TMD 的迹象和症状。从长期来看，根据已有的资料，大部分 TMD 的疼痛和功能紊乱的状况都倾向于自行缓解 [9-10]。然而，这不代表在 TMD 出现时，正畸医生没有辨别并告知患者该症状同时向患者宣教的义务。正畸医生应向患者宣传 TMD 的保守治疗方法，如果必要的话，应将治疗融入正畸中，或让患者去 TMD 方面的专家那里就诊。

正畸医生可以为患者提供保守的可逆的 TMD 的治疗，或者至少在别的医生进行这些治疗时，能理解这些方法的作用。这些治疗包括患者的自主保健、物理疗法、认知行为疗法、生物反馈疗法、药物治疗及咬合矫治器 [11]。

必须了解到 TMD 在本质上是循环的。也就是说，症状常常会逐渐由轻度、中度进展至重度，然后又逐渐减轻，回到中度、轻度，直至症状消失。因此，如果口腔医生刚好在这个循环的减轻阶段介入，进行了某些治疗，且症状减轻，医生很可能错误地以为他采用的治疗方法可以解决或缓解这一症状，然而事实是，患者只不过在他自身的 TMD 循环中出现了症状的缓解（与医生的治疗并不一定有关）[12-13]。

8.2　患者宣教和自我保健

众所周知，存在 TMD 相关疼痛及功能紊乱的患者普遍地对这种情况感到非常懊恼，尤其是当他们认为自己存在结构性的问题，必须接受治疗时。当正畸医生初步诊断出 TMD 时，一定要与患者的沟通，以缓解这种焦虑情况。为了使沟通平稳地进行，正畸医生必须对现代的 TMD 相关概念有一定的理解。尽管之前的 TMD 概念包括严重结构性的排列错乱和不协调的功能性咬合，但是现代大部分研究认为，这些轻微的肌肉骨骼问题应当运用简单而可逆的方法处理 [14]。因此，在大部分情况下，并不一定要进行大量的（常常也是很贵的）结构性的治疗。长期的调查研究显示，80% ~ 90% 的患者在接受旨在减轻痛苦和恢复功能的保守治疗后，都能获得很好的阶段性成果，且今后几乎不会再出现问题 [15-16]。

了解了以上积极信息的正畸医生通过向 TMD 患者解释以下几点，应当能较好地缓解他们的焦虑：

（1）大多数 TMD 的问题在于关节囊外（肌筋膜）而不是囊内（紊乱或关节炎）。因此，针对身体其他部位症状（如腰部疼痛、肩膀酸痛等）的保守肌肉治疗模式也适用于 TMD。

（2）即使出现囊内改变（如关节盘错位或退行性变），保守治疗的效果也可能会很好[17]。对于少数的需要进行关节内治疗的患者，现今此类治疗也变得简单（关节穿刺术或关节镜检查，见第 9 章），而无需传统的开放式关节外科手术。

（3）对大部分患者而言，疼痛和功能紊乱这两种情况都不需要接受不可逆的治疗程序。

虽然不能保证每个患者的治疗过程都轻松，预后都很好，但令人欣慰的是，我们可以告诉患者，当采取适当的保守治疗时，大部分患者都能够得到很好的治疗结果。一些研究报道，当医生向患者进行如此的宣教后，患者糟糕的情绪得到缓解，甚至可以在不接受任何专业治疗的情况下出现的症状的缓解[15]。

8.3 家庭护理指导

TMD 患者的自我保健包括限制下颌运动及副功能运动，正畸医生应当建议及指导患者实行家庭护理[13]。患者应当限制或停止一些行为，如嚼口香糖、打哈欠、大喊、唱歌、大声喝彩等。他们应该在大喊时限制开口度，并避免出现弹响。此外，患者应当通过良好的矫治练习来维持正确的体态。如打电话时使用耳机，确保办公时身体舒适，坐着及晚上使用矫正枕头时头部的位置摆正。对于急性症状如开口受限，患者可以用晾衣夹或手指做"剪下巴"练习。根据症状，患者应当暂时地改变他们的食谱：如吃软食，避免咀嚼硬的或难嚼的食物，避免吃饭时大张嘴，以及将肉和其他韧性大的食物磨碎或切断再吃。

而且，应当建议 TMD 患者放松下颌，保持上下牙分开。因为压力和紧张常常与肌肉骨骼疼痛相关，患者应当了解这之间的关联，并在家里进行放松训练[17]。更复杂的病例，可能需要心理学家和情绪管理专家的帮助（见第 4 章）。可以指导患者进行一些家庭物理治疗，如急性疼痛时冰敷，慢性疼痛时热敷。应鼓励患者进行自我按摩及下颌锻炼（有控制的练习），最好能给患者一份印有建议方法的单子，这样患者可能会更加配合。一般观点认为，热水浴、桑拿浴或蒸汽浴是可以缓解肌肉骨骼疼痛的。

在 2 ~ 4 周内连续使用非处方药对打破疼痛和炎症的循环周期是非常有效的。最常用的药物是扑热息痛或非甾体类抗炎药如阿司匹林，非甾体类抗炎药应和抗胃酸药一起服用。对于急性发生的疼痛，尤其是因外伤造成的急性疼痛，可以服用 5 ~ 7 天类固醇药物，剂量要逐渐下降。本章不涉及其他处方药。

8.4 心理治疗

尽管压力和紧张可能在 TMD 的发生和发展中起着重要的作用，但此类患者并不一定需要找专业的心理医生进行治疗，而可以尝试更简单的认知行为治疗（CBT）[18]，几乎所有类型的医疗服务机构均能提供这一治疗。认知行为治疗旨在通过患者自我压力管控来促进患者的身心协调。研究证实，依从性好的患者能够学会放松的技巧、分散注意力的方法、合适的工作生活节奏、认知重塑、自我指导下的训练等各种各样的技巧。然而，仍有一部分患者需要去看心理医生，进行如催眠、生物反馈、意向训练等治疗。这些患者常常需要阅读一些材料，以及完成家庭作业。本书第 4 章中详细阐述了心理因素在颞下颌关节综合征的发病及治疗中的作用。

8.5 口腔矫治器（𬌗垫）

大多数的正畸医生很喜欢通过开药和使用𬌗垫来治疗磨牙和颞下颌关节紊乱病的患者。然而，他们可能不知道，𬌗垫是治疗颞下颌关节紊乱病的最好的东西，但也是最坏的东西。一方面，𬌗垫的历史至少已经 75 年了，它帮助过无数的颞下颌关节紊乱病患者。另一方面，使用𬌗垫而出现严重不良后果的可能性也很大，因为𬌗垫会导致不可逆的咬合改变、下颌位置的改变、垂直距离的改变、牙槽骨的差异，以及患者对它的极度依赖。这种情况出现于𬌗垫设计不当或患者佩戴𬌗垫时间过长时。对于某些患者，这些结果可能比手术失败还要糟糕。

有时，𬌗垫导致的这种改变是一些医生所期望的，因为他们认为，这些改变意味着原本"错误的"下颌 / 咬合被纠正了。𬌗垫的支持者们将之描述为去程序化的工具、中心𬌗垫、神经肌肉𬌗垫等，他们期望通过𬌗垫治疗获得更理想的下颌位置。这种观点的支持者们常常会提到Ⅰ期治疗和Ⅱ期治疗，Ⅰ期治疗即𬌗垫治疗，Ⅱ期治疗又称"稳定性"治疗，包括咬合平衡建立或范围更广的改变咬合的治疗（正畸、整合手术或全口咬合重建）[19-20]。

然而，对这种情况更为合理的解释应当是：Ⅰ期治疗是"无必要的医源性改变"，Ⅱ期治疗是在修复Ⅰ期治疗中因𬌗垫设计不当或不合理使用所导致的咬合问题[21]。全世界有非常多的研究表明，这一（明显倾入性的、昂贵且不可逆的）治疗颞下颌关节紊乱病的方法是完全没有必要的，因为患者不做这个治疗，症状也会改善。因此，绝大多数研究颞下颌关节紊乱病的官方机构建议使用𬌗垫进行旨在放松肌肉、减少口腔不良习惯、改变关节负荷及在可能的情况下缓解症状的暂时性治疗[22-24]。

使用口腔矫治器的一个经验准则是"无害"，也就是"不要造成不可逆的改变"。所以，𬌗垫治疗最坏的情况就是，有可能不产生好的疗效而已。即使医生要求患者长期持续佩戴𬌗垫（如为控制夜磨牙、处理复发性症状时），也不会造成不可逆的咬合改变或颞下颌关节的改变。保守治疗最重要的观点是避免24小时佩戴𬌗垫。一般来说，𬌗垫应当在夜晚佩戴，这样，白天可以保持正常的咬合关系。

注意事项

1. 当代，绝大多数 TMD 的治疗方法是保守和可逆的治疗，尤其是对于那些早期和急性期的患者。

2. 正畸治疗并不是 TMD 患者的常规治疗程序。

3. 与患者交流他们的 TMD 是有效治疗的第一步，可以缓解患者焦虑的情绪，增加他们的依从性，有时能直接改善他们的症状。

4. 患者的自我护理包括限制下颌功能。这包括在功能运动中对下颌提供一定的支持，限制下颌的运动、进软食、按摩、放松、管理精神压力、使用缓解疼痛和炎症的药物等。

5. 认知行为治疗在缓解精神压力、加强自我管理方面非常有效。这包括为患者讲解身心关联，身体应对压力所作出的反应，教患者一些技术技巧来减轻压力及压力带来的症状。

6. 在一些 TMD 患者中，口腔矫治器是有效的。有效的𬌗垫治疗的要点是短时间使用如夜间戴用，而非长时间 24 小时戴用。使用𬌗垫后，不应该出现不可逆的咬合改变或颞下颌关节区的改变。

参考文献

[1] Lund J P, Donga R, Widmer C G, et al. The pain-adaptation model: a discussion of the relation-ship between chronic musculoskeletal pain and motor activity[J]. Can J Physiol Pharmacol, 1991, 69:683-694.

[2] Murray G M, Peck C C. Orofacial pain and jaw muscle activity: a new model[J]. J Orofac Pain, 2007, 21:263-78, discussion 279-288.

[3] Greene C S. The etiology of temporomandibular disor-ders: implications for treatment[J]. J Orofac Pain, 2001, 15:93-105.

[4] Rinchuse D J, Kandasamy S. Chapter 29. Orthodontics and TMD management[M]// Manfredini D, editor. Current concepts on temporomandibular disorders. Chicago: Quintessence Publishing, 2010: 429-446.

[5] Suvinen T I, Reade P C, Kemppainen P, et al. Review of aetiological concepts of tem-poromandibular pain disorders: towards a biopsycho-social model for integration of physical disorder factors with psychological and psychosocial illness impact factors[J]. Eur J Pain, 2005, 9:613-633.

[6] Dougall A L, Jimenez C A, Haggard R A, et al. Biopsychosocial factors asso-ciated with the subcategories of acute temporoman-dibular joint disorders[J]. J Orofac Pain, 2012, 26:7-16.

[7] Slade G D, Fillingim R B, Sanders A E, et al. Summary of findings from the OPPERA prospective cohort study of inci-dence of first-onset temporomandibular disorder: implications and future directions[J]. J Pain. 2013, 14(12 Suppl):T116-T124.

[8] American Academy of Orofacial Pain. Diagnosis and management of TMDs[M]// De Leeuw R, Klasser GD, Orofacial pain: guidelines for assessment, diag-nosis, and management. 5th ed. Chicago: Quintessence, 2013: 130.

[9] Mohlin B O, Derweduwen K, Pilley R, et al. Malocclusion and temporo-mandibular disorder: a comparison of adolescents with moderate to severe dysfunction with those with-out signs and symptoms of temporomandibular disorders and their further development to 30 years of age[J]. Angle Orthod, 2004, 74:319-327.

[10] De Kanter R J, Truin G J, Burgerdijk R C, et al. Prevalence in the Dutch adult population and a meta-analysis of signs and symptoms of temporomandibular disorder[J]. J Dent Res, 1993, 72:1509-1518.

[11] Greene C S. Concepts of T M D etiology: effects on diagnosis and treatment[M]// Laskin DM, Greene CS, Hylander WL, editors. TMDs-an evidence-based approach to diagnosis and treatment. Chicago: Quintessence Publ. Co, 2006: 219-228.

[12] Skeppar J, Niilner M. Treatment of craniomandibular disorders in children and young adults[J]. J Orofac Pain, 1993, 7:362-369.

[13] Garefis P, Grigoriadou E, Zarif A, et al. Effectiveness of conservative treatment for cranioman-dibular disorders: a two-year longitudinal study[J]. J Orofac Pain, 1994, 8:309-314.

[14] Murakami Kaneshita S, Kanoh C, et al. Ten-year outcome of nonsurgical treatment for the internal derangement of the temporomandibular joint with closed lock[J]. Oral Surg Oral Med Oral Pathol Oral Radiol Endod, 2002, 94:572-575.

[15] Yatani H, Kaneshima T, Kuboki T, et al. Long-term follow-up study on drop-out TMD patients with self-administered questionnaires[J]. J Orofac Pain, 1997, 11:258-269.

[16] Michelotti A, de Wijer A, Steenks M H, et al. Home-exercise regimens for the management of non-specific temporomandibular disorders[J]. J Oral Rehabil, 2005, 32:779-785.

[17] Ohrbach R. Biobehavioral therapy[M]// Laskin DM, Greene CS, Hylander WL. TMDs:an evidence based approach to diagnosis and treatment. Chicago: Quintessence, 2006: 391-403.

[18] Oakley M E, McCreary C P, Clark G T, et al. A cognitive-behavioral approach to temporomandibular disorder treatment failures:a controlled comparison[J]. J Orofac Pain. 1994, 8:397-401.

[19] Gelb M L, Gelb H. Gelb appliance: mandibular ortho-pedic repositioning therapy[J]. Cranio Clin Int, 1991, 1:81-98.

[20] Simmons H C. Temporomandibular joint orthopedics with anterior repositioning appliance therapy and therapeutic injections[J]. J Calif Dent Assoc, 2014, 42:537-447.

[21] Greene C S. Managing T M D, patients: initial therapy is the key[J]. J Am Dent Assoc, 1992, 123:43-45.

[22] Turp J C, Komie F, Hugger A. Efficacy of stabilization splints for the management of patients with mastica-tory muscle pain: a qualitative systematic review[J]. Clin Oral Investig, 2004, 8:179-195.

[23] Schmitter M, Zahran M, Duc M J, et al. Conservative therapy in patients with anterior disc displacement without reduction using 2 common splints: a randomized clinical trial[J]. J Oral Maxillofac Surg, 2005, 63:1295-1303.

[24] Fricton J, Look J O, Wright E, et al. Systematic review of intraoral orthopedic appliance for temporomandibular disorders: 51 RCTs reviewed[J]. J Orofac Pain, 2010, 24:237-254.

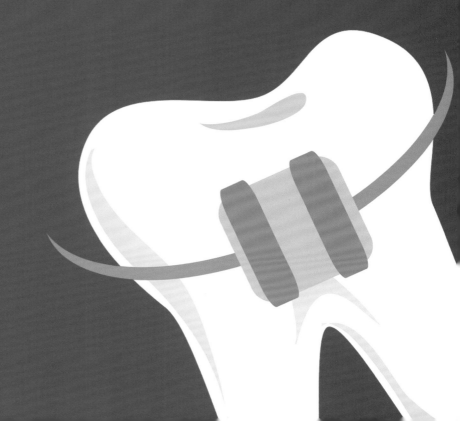

09

颞下颌关节紊乱病
的手术治疗
D.M. Laskin

通常情况下，多数颞下颌关节（TMJ）疾病应首选保守治疗，如果保守治疗无法进行或者无效时，可以采用手术治疗。虽然正畸医生通常并不直接参与这类疾病的治疗，但颞下颌关节病（TMD）在临床上十分常见，因此，也需要了解 TMD 的手术治疗方式及其适应证和治疗目标。本章将会探讨正畸医生关心的两方面问题：颞下颌关节内紊乱的手术与非手术治疗的对比以及用正颌手术治疗 TMD。

9.1 关节内紊乱时的手术治疗

颞下颌关节内紊乱包括两大类：可复性关节盘前内向移位（通常称为关节盘前移位），张口时关节盘可回复到正常位置（伴有弹响或者破碎音）；不可复性关节盘前移位，张口时关节盘不能回复到正常位置（发生绞锁）（见第 2 章）。对于伴有疼痛、弹响或者破碎音的颞下颌关节紊乱病，初始治疗通常包括止痛、进食软食以及戴𬌗垫来控制副功能运动。其目的是为了控制疼痛而不是消除弹响，因为通常只有通过手术才能使关节盘永久回复到正常位置。但通常不建议手术，手术治疗仅适用于保守治疗不能缓解疼痛的情况。

有研究证实，伴有关节绞锁的 TMD 患者经过保守治疗和下颌拉伸练习后症状会有所好转[1-2]，但这需要相当长的治疗时间，且有 36% 的患者经过这样的治疗无明显疗效[3-4]。因此，在治疗一段时间后，如果患者的疼痛没有缓解、张口度没有改善，可以考虑尝试其他治疗方法。对于严重的关节盘破坏，以前认为只能采用开放性外科手术治疗，包括将关节盘固定在正常位置的关节成形术和去除关节盘的关节盘切除术（图 9–1）。后来，关节镜手术的发展与应用使这种现状得以改变。关节镜技术侵入性小，能够在关节腔内进行操作，通过关节腔灌洗去除组织分解产物和炎性细胞因子，并通过手术分解粘连，改善关节活动度（图 9–2）。然而，由于关节盘长时间处于前移位的位置，通过关节镜手术复位关节盘是非常困难的。尽管如此，大多数患者通过关节镜手术后下颌运动幅度会有所增加，疼痛会明显减轻甚至消失。对于伴有疼痛的颞下颌关节绞锁患者而言，治疗成功的关键是提高关节活动度而不是复位关节盘，因此，关节镜手术是这类患者首选的治疗方式。

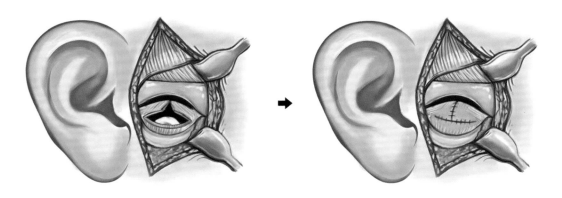

图9-1 关节盘成形术用于纠正向前移位的关节盘。在暴露和分离关节盘后，切除一块楔形盘后组织。缝合后关节盘便会回到其正常的解剖位置

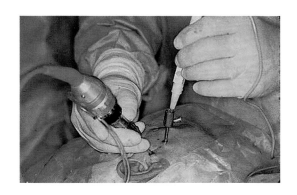

图9-2 颞下颌关节镜。它有一个与监视器相连的摄像头，通过套管插入关节腔，从第二个套管插入的外科手术器械处于可视状态

　　然而，1991年关节穿刺术的开展揭开了TMD治疗的新篇章[5]。关节穿刺术是将皮下注射针头刺入关节上腔内并进行灌洗。和关节镜手术一样，关节穿刺术能消除关节内粘连，并且通过手法训练改善下颌运动幅度（图9-3）。与关节镜手术相比，关节穿刺术能够达到同样的治疗目的且创伤更小。此外，这两种方法疗效相当，但关节穿刺术更为简便、花费低且并发症少[6-9]。在进行关节穿刺术时术者无法在直视下观察关节腔内情况，这一点不同于关节镜手术，然而这并不影响治疗的效果。因此，关节穿刺术取代了其他治疗方式，成为治疗关节绞锁的首选，在其不能使用的情况下才会考虑关节镜手术、关节盘成形术或关节盘切除术。

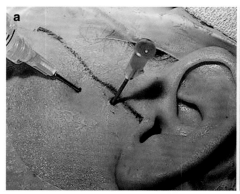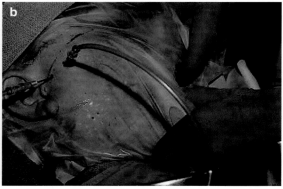

图 9-3　颞下颌关节穿刺术。（a）将两个皮下注射针头插入关节上腔进行关节腔冲洗。（b）关节冲洗过程中进行下颌手法运动训练，解除关节粘连，提升关节动度

9.2　正颌手术与颞下颌关节

正颌手术是口腔颌面外科常见手术。大多数正颌手术需要移动单侧或双侧颌骨的位置，可能会影响 TMJ 各组成部分的位置关系，因此可能会出现两方面问题：一方面，正颌手术是否会导致 TMD 的发生？另一方面，正颌手术是否可以治疗 TMD？

9.2.1　正颌手术是否会导致 TMD

有文献报道，一些接受正颌手术的患者术前无关节症状，但术后却出现各种 TMD 的症状或体征，如关节弹响、摩擦音、关节疼痛和压痛、张口受限甚至髁突吸收等[10-21]，根据研究条件不同，各地报道的发生率从 4% 到 60% 不等（表 9.1）。因此，正颌手术会导致部分患者出现颞下颌关节问题，这一点毋庸置疑。那么如何预防或者至少是减少这种情况的发生呢？

首先，有些患者正颌术后容易发生颞下颌关节问题，尤其是术中髁突位置的改变造成的关节内紊乱与髁突吸收。这类患者包括：①高角的下颌骨后缩的患者，尤其是年轻女性；②合并前牙开𬌗的患者；③需要上颌上抬，下颌顺势旋转的患者；④下颌不对称需要将下颌骨轴向旋转的患者；⑤下颌后退超过 9 mm 的患者。在对这些患者进行双侧下颌骨矢状劈开（BSSO）时，应避免髁突位置变化过大。其次，正颌手术的

很多因素会影响髁突的正确位置，如患者的仰卧位、肌张力下降、手术中下颌骨移动的方向以及髁突是否处于正中殆（CO）或正中关系（CR）。最后，术中复位髁突时，确保髁突位置的稳定也至关重要。由于下颌骨是"U"形的，手术时无论是下颌骨前伸或者后退，都会造成近端和远端骨块轴向关系的改变，从而造成髁突位置的改变，而不恰当的刚性内固定方式也会导致髁突侧向旋转（图 9-4）。

表 9.1　术前无症状患者正颌手术后出现关节症状的发生率（多项研究）

文献	发生率
Friehofer 与 re [10]	45 %
Hackney 等 [11]	60 %
De Clercq 等 [12]	12 %
Dervis 与 Tuncer [13]	10 %
Karabouta 与 Martis [14]	11.5 %
White 与 Dolwick [15]	8%
Panula 等 [16]	13 %
Westermark 等 [17]	21 %
Dujoncquoy 等 [18]	4%
Aoyama 等 [19]	24 %
Oland 等 [20]	10 %
Wolford 等 [21]	36 %

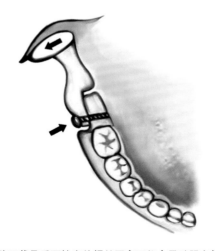

图 9-4　下颌骨矢状劈开截骨后不恰当的螺丝固定可能会导致髁突侧向移位

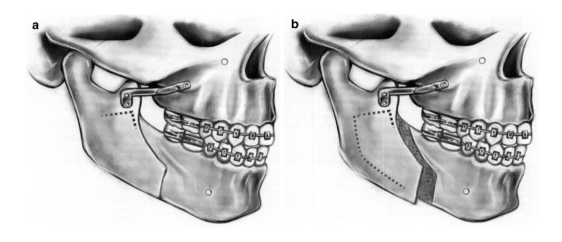

图9-5　髁突定位技术 (a) 截骨之前放置钛板 (b) 钛板的使用可以保证截骨后髁突仍然保持在原始位置（已获得 Ellis [22] 的引用许可）

有些医生会使用髁突定位装置来使髁突在正颌术后与术前保持一致 [22]（图9-5），但也有医生质疑这种精确定位的必要性，因为用闭合式复位方法治疗髁突颈部骨折时，绝大多数患者术后没有或者只有轻微功能障碍。此外，使髁突位置发生改变的髁突切断术，在临床上常用来治疗某些类型的 TMD [23]。在一项病例对照研究中，Gerressen 等分析了 28 例下颌前移的正颌手术患者，其中 18 例进行髁突手法复位，10 例使用髁突定位装置；同时分析了 21 例下颌后退的正颌手术患者，其中有 10 例使用髁突定位装置。结果发现，在下颌前移组，髁突手法复位的患者发生 TMD 的概率更小，而在下颌后退组，两种方法无统计学差异 [24]。此外， Costa 等人回顾分析了 11 篇关于术中使用髁突定位装置的研究，发现在常规正颌手术中并不需要使用这种装置 [25]。因此，尽管髁突过度移位会导致正颌术后颞下颌关节症状的加剧（这种情况在正颌手术时应尽量避免），但髁突是否准确复位并不是导致术后出现颞下颌关节问题的原因。

9.2.2　正颌手术能否治疗颞下颌关节问题

很多研究表明，正颌手术患者 TMD 的发病率高于正常人群 [12, 15 - 17, 26 - 28]（表9.2），由此推测错𬌗畸形与骨性畸形患者更容易出现 TMD。例如，研究证实高角 II 类错𬌗患者、前牙开𬌗患者以及低角深覆𬌗患者，髁状突承受的压力更大。虽然很多文献支持这类错𬌗畸形和骨性畸形是 TMD 的病因之一，但是这个观点主要基于主观判断，缺乏相关

表 9.2 正颌手术前 TMJ 症状或体征发生率（多项研究）

文献	发生率
De Clercq 等 [12]	26 %
White 与 Dolwick [15]	49 %
Panula 等 [16]	73 %
Westermark 等 [17]	43 %
Upton 等 [26]	53 %
Link 与 Nickerson [27]	90 %
Schneider 与 Witt [28]	80 %

数据和对照研究的支持。尽管如此，在临床工作中很多医生也会尝试采用正颌手术治疗 TMD [15-17]。

关于正颌外科手术治疗 TMD 的文献层出不穷，但因为各种原因很难进行准确评价与比较。多数研究包含不同类型及不同程度的错𬌗畸形及骨性畸形，研究对象并不单一。对患者术前 TMD 的评估标准不一，大多研究缺乏 TMD 的类型及病程记录，术后随访时间也不尽相同。此外，不同研究评估的 TMD 症状和体征也存在差异，最后，研究的样本存在种族差异，而且评估主要基于患者症状的主观评价，没有采用盲选的观察者。例如，在一项可能是样本量最大的正颌术后患者的回顾性研究中，作者得到这样的研究结果：正颌手术前 43% 的患者有 TMD 主观症状，而术后该比例下降至 28%[17]。据此，或许可以得出这样的结论：正颌手术对于缓解 TMD 症状或体征是有一定帮助的。然而，进一步分析发现，这个研究存在一些不足，得到的结果值得怀疑。例如，该研究将两种骨性错𬌗畸形、两种不同的下颌骨手术方式（BSSO 与下颌升支垂直截骨术）以及四种不同的固定方式合并分析，而没有进行分层研究；用于评价分析的临床指标仅包括关节疼痛、咀嚼时疼痛、关节杂音、不明类型的磨牙以及头痛，且实验结果均基于患者的主观评价。

最近的一项研究表明，大多数术前有 TMD 症状或体征的患者术后 TMJ 功能会得到改善，疼痛也会有所缓解 [18]。然而，这个结论的得出是基于主观的问卷调查，在被调查的 176 名患者中，仅有 57 名患者完成了问卷调查，同时该研究没有对错𬌗或骨性畸形进行分类，且术后新发生 TMD 症状的类型不同，有 15 例关节杂音，10 例关节疼痛，8 例关节绞锁以及 9 例关节弹响。

在另一篇综述中，研究者系统分析和比较了 23 个有关正颌手术缓解 TMD 慢性疼痛的研究，发现有 16 个研究显示正颌手术对 TMD 没有明显作用，而在另外 7 个研究中，TMD 慢性疼痛得到显著改善[29]。因此，基于以上众多研究结果，考虑到手术的有创性，正颌手术并非 TMD 的可靠治疗手段，需严格控制适应证。

结论

对于伴有疼痛颞下颌关节弹响或摩擦音的正畸患者，通常先进行颞下颌关节的保守治疗，消除疼痛，同时使盘后组织恢复，像一个新的"关节盘"那样行使功能。只有当保守治疗不能缓解疼痛时，才会考虑手术治疗消除弹响和破碎音。

对于部分关节绞锁反复发作的患者，通过保守治疗配合下颌运动训练能够缓解症状，而对于经过一定治疗后症状无缓解的患者而言，首选关节穿刺术；只有以上治疗均失败，才能考虑关节镜手术、关节盘成形术或关节盘切除术。

研究证实正颌手术可能会导致部分术前无症状的患者术后产生 TMD 问题，需要重视正颌术中相关影响因素并尽可能地减少此类情况的发生，但不一定能够完全避免。因此，术前需要告知患者正颌手术的利弊和可能导致的风险。同时，由于正颌手术对 TMD 疗效的不确定性[30]，所以它的适应证是正颌，而不是治疗 TMD。

注意事项

1. 通常情况下，保守治疗（非手术治疗）是大多数颞下颌关节紊乱病或功能紊乱的首选治疗手段。

2. 对于伴有疼痛的关节弹响、摩擦音患者，初始治疗通常为保守治疗，包括止痛药、软食以及佩戴𬌗垫控制副功能运动。

3. 对于大多数 TMD 患者而言，关节腔穿刺是最佳的外科治疗方式。

4. 正颌手术是否会导致 TMD？虽然髁突过度移位会加剧术后 TMD 的症状，应采取措施尽量避免，但是髁突是否准确复位并不是正颌手术患者术后产生 TMD 的主要原因。

5. 正颌手术能否治疗 TMD？正颌手术对 TMD 的疗效不确切。

参考文献

[1] Kirk W S Jr, Calabrese D K. Clinical evaluation of physical therapy in the management of internal derangement of the temporomandibular joint[J]. J Oral Maxillofac Surg, 1989, 47:113‐119.

[2] Nicolakis P, Erdogmus B, Kopt A, Ebenbichler G, Kollmizer J, Piehslinger E, et al. Effectiveness of exercise therapy in patients with internal derangement of the temporomandibular joint[J]. J Oral Rehabil, 2001, 28:1156‐1164.

[3] Kurita K, Westesson P‐L, Yuasa H, et al. Natural course of untreated symptomatic temporomandibular joint disc displacement without reduction[J]. J Dent Res, 1998, 77:361‐365.

[4] Manfredini D, Favero L, Gregorini F, et al. Natural course of temporomandibular disorders with low pain-related impairment: a 2-to-3-year follow-up study[J]. J Oral Rehabil, 2013, 40:436‐442.

[5] Nitzan D W, Dolwick M F, Martinez G A. Temporomandibular joint arthrocentesis. A simplified treatment for severe, limited mouth opening[J]. J Oral Maxillofac Surg, 1991, 49:1163.

[6] Kropmans T J, Dijkstra P U, Stegenga B, et al. Therapeutic outcome assessment in permanent temporomandibular joint disc displacement[J]. J Oral Rehabil, 1999, 26:357‐363.

[7] Goudot P, Jaquinet A R, Hugonnet S, et al. Improvement of pain and function after arthroscopy and arthrocentesis of the temporomandibular joint: a comparative study[J]. J Craniomaxillofac Surg, 2000, 28:39‐43.

[8] Sanroman J F. Closed lock (MRI fixed disc): a comparison of arthrocentesis and arthroscopy[J]. Int J Oral Maxillofac Surg, 2004, 33:344‐348.

[9] Hobeich J B, Salamejh Z A, Ismail E, et al. Arthroscopy versus arthrocentesis. A retrospective study of disc displacement management without reduction[J]. Saudi Med J, 2007, 28:1541‐1544.

[10] Freihofer D M, Petresevic D. Late results after advancing the mandible by sagittal splitting of the rami[J]. J Maxillofac Surg, 1975, 3:230‐237.

[11] Hackney F L, van Sickels J E, Nummikoski PV. Condylar displacement and temporomandibular joint dysfunction following bilateral sagittal split osteotomy and rigid fixation[J]. J Oral Maxillofac Surg, 1989, 47:223‐227.

[12] De Clercq C, Neyt L, Mommaerts M, et al. Orthognathic surgery: patients' subjective findings with focus on the temporomandibular joint[J]. J Craniomaxillofac Surg, 1998, 26:29‐34.

[13] Dervis E, Tuncer E. Long-term evaluations of temporomandibular disorders in patients undergoing orthognathic surgery compared with a control group[J]. Oral Surg Oral Med Oral Pathol Oral Radiol Endod, 2002, 94:554‐560.

[14] Karabouta J, Martis C. The TMJ dysfunction syndrome before and after sagittal split osteotomy of the rami[J]. J Oral Maxillofac Surg, 1985, 13:185‐188.

[15] White C S, Dolwick M F. Prevalence and variance of temporomandibular dysfunction in orthognathic surgery patients[J]. Int J Adult OrthodonOrthognath Surg, 1992, 7:7‐14.

[16] Panula K, Somppi M, Finne K, et al. Effects of orthognathic surgery on temporomandibular joint dysfunction: a controlled prospective 4-year follow-up study[J]. Int J Oral Maxillofac Surg, 2000, 29:183‐197.

[17] Westermark A, Shayeghi F, Thor A. Temporomandibular dysfunction in 1,516 patients before and after orthognathic surgery[J]. Int J Adult Orthodon Orthognath Surg, 2001, 16:145‐151.

[18] Dujoncquoy J‐P, Ferri J, Raoul G, et al. Temporomandibular joint dysfunction and orthognathic surgery[J]. Head Face Med, 2010, 6:27. doi:10.1186/1746-160X-6-27.

[19] Aoyama S, Kino K, Kobayashi J, et al. Clinical evaluation of the temporomandibular joint following orthognathic surgery-multiple logistic regression analysis[J]. J Med Dent Sci, 2005, 52:109‐114.

[20] Oland J, Jensen J, Melsen B. Factors of importance for the functional outcome in orthognathic surgery patients: a prospective study of 118 patients[J]. J Oral Maxillofac Surg, 2010, 68:2221 - 2231.

[21] Wolford L M, Reiche-Fischel O, Mehra P. Changes in temporomandibular joint dysfunction after orthognathic surgery[J]. J Oral Maxillofac Surg, 2003, 61:655 - 660.

[22] Ellis E, III. Condylar positioning devices for orthognathic surgery: are they necessary?[J]. J Oral Maxillofac Surg, 1994, 52:536 - 552.

[23] Hall H D, Navarro E Z, Gibbs SJ. Prospective study of modified condylotomy for treatment of nonreducing disk displacement[J]. Oral Surg Oral Med Oral Pathol Oral RadiolEndod, 2000, 89:147 - 158.

[24] Gerressen M, Zadeh M D, Stockbink G, et al. The functional long-term results after bilateral sagittal split osteotomy (BSSO) with and without a condylar positioning device[J]. J Oral Maxillofac Surg, 2006, 64:1624 - 1630.

[25] Costa F, Robiony M, Toro C, et al. Condylar positioning devices for orthognathic surgery: a literature review[J]. Oral Surg Oral Med Oral Pathol Oral Radiol Endod, 2008, 106:179 - 190.

[26] Upton L G, Scott R F, Hayward J R. Major maxilla mandibularmal relations and temporomandibular joint pain-dysfunction[J]. J Prosthet Dent, 1984, 51:686 - 690.

[27] Link J J, Nickerson J W. Temporomandibular joint internal derangements in the orthognathic surgery population[J]. In J Adult Orthodon Orthognath Surg, 1992, 7:151 - 159.

[28] Schneider S, Witt E. The functional findings before and after a combined orthodontic and oral surgical treatment of Angle Class III patients[J]. Fortschr Kieferorthop, 1991, 52:51 - 59.

[29] Lindenmeyer A, Sutcliffe P, Eghtessad M, et al. Oral and maxillofacial surgery and chronic painful temporomandibular disorders-a systemic review[J]. J Oral Maxillofac Surg, 2010, 68:2755 - 2764.

[30] Al-Riiyami S, Cunningham S J, Moles D R. Orthognathic treatment and temporomandibular disorders: a systematic review. Part 2. Signs and symptoms and meta-analysis[J]. Am J Orthod Dentofacial Orthop, 2009, 136:626. e1 - e16.

10

当代正畸治疗中颞下颌关节紊乱病及其法律评价

L. Jerrold, Sanjivan Kandasamy, and D. Manfredini

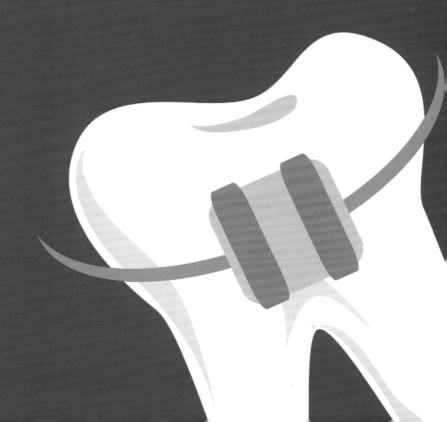

10.1　规范诊疗

　　对存在颞下颌关节紊乱病（TMD）的正畸患者的诊断和管理存在较大争议和疑问，治疗方法和理念多种多样。TMD 病因复杂且广泛发生于正常个体，因此在诊断和治疗中，它被当做医学和社会 – 心理问题进行处理。正畸医生需要明确自身工作的局限性，在这个持续发展的领域接受足够的培训并做好详尽的记录[1-2]。

　　鉴于这些关注和争论，正畸治疗中需要考虑哪些与 TMD 诊断治疗相关的特殊的法律问题呢？答案是：不需要。因为治疗任何疾病考虑的法律问题都是一样的。然而，从风险管理的角度来看，首要的任务是找出患者明确存在的问题，这样正畸医生才能对其实施治疗。医生需要遵循治疗规范，否则将给患者带来直接或间接的伤害。

　　正畸医生只有遵循特定的诊疗标准才能建立良好医患关系，这种诊疗标准应广泛适用于每个地区，遵守一致性的标准是医生的义务。遵守义务有三要素：第一，SKEE（skill, knowledge, education, and expertise，即技术、知识、教育、专业）技能，这是合格的医生需要掌握的。在相同的执业范围内，用同样的方法处理实际问题，这种技能无论是专科医生还是全科医生都必须具备；第二，合理运用 SKEE 的能力；第三，处理病人时能够作出最佳判断的能力。

　　因此，我们需要制定一些特定规范。患者可能针对医生没有给出标准的治疗或者治疗前没有与其进行充分的知情同意，即使治疗本身是合乎需要的，而提出诉讼。换句话说，医生会因为各种"合法"的理由走上被告席。标准诊疗是一样的。对病人来说，即将进行的治疗，要求医生保证其得到足够的知情同意。这一章将深入说明医生在治疗前需要获得患者的知情同意。

10.2　诊疗工作的内容

明确患者主诉

　　正畸治疗以及 TMD 治疗过程中，医生的一大疏忽是未能对患者进行全面的检查。与病人初次见面需要询问"我能为你解决什么问题吗？""我能帮你些什么？""你有什么问题？"等问题，引导患者说出主诉，这是全面检查的第一步。病人会有与 TMD 相关或无关的诉求，发现患者的需求并进行整合对于医生作出决策及能否解决患者特定问题至关重要。

标准的诊疗要求医生恰当地对待每一位患者。医生不是对每个来就诊的患者或者每种疾病都需要进行治疗，有信心和能力治疗 TMD 患者方接诊；反之，医生可以拒绝治疗或者将患者转诊给该领域的其他专家，转诊是管理特定病人的恰当方式。

本章主要介绍与正畸相关的 TMD 的治疗，我们假设有一名 30 多岁的患有 TMD 的未婚女患者，为企业中层管理人员，因不满意拥挤的上下前牙以及微笑的状态前来就诊，开口时偶尔的关节弹响让她很焦虑。如果你自认为很好地掌握了正畸和 TMD 患者治疗方面的 SKEE 能力，接下来会采取什么措施呢？

10.3　全面的临床检查

10.3.1　患者的病史、牙科病史以及一般生活情况

同任何检查一样，重要的风险管理包括两方面。第一，适当检查以明确患者的所有情况；第二，详细记录所有检查结果，这一点同样重要，同时记录阳性结果和阴性结果是风险管理的基本要求。阴性结果是指开始治疗前不存在的症状，如果不记录会被认为医生没有做相关检查，而不会被认为医生实施了该检查，但因结果为阴性而未记录在案。

了解患者的主诉后首先进行全面的临床检查，检查首先要了解以往疾病史、牙科病史以及一般生活情况。这些问题可能不会影响诊断及治疗计划的制订，但是你不问，就永远不会知道这些信息对于医生是否有帮助。存在 TMD 症状的正畸患者的治疗受多种医学和心理因素影响，病史采集不全违背了规范诊疗。

既往牙科病史包含患者是否接受过正畸治疗以及接受过哪些治疗等信息。此外，需要明确 TMD 症状和体征是急性还是慢性，因为这与病人治疗方案有关。再次强调，采集既往牙科史是规范诊疗的一部分。

全面的临床检查还包括一般生活情况，如与错𬌗病因以及 TMD 症状密切相关的习惯和生活方式。TMD 患者的一般生活情况也可能会反映患者所处的生活境况，利于医

生对患者心理情况进行评估。

病史，牙科病史以及一般生活情况三者相结合构成患者既往史，是医生对每个患者制订诊断和治疗计划的核心。口腔医学教育的起步阶段就提醒医生，在对患者的情况一无所知的情况下不能开始治疗。

10.3.2 检查

除了既往史，临床检查还包括患者软硬组织的功能检查、口外检查、口内检查和放射检查，这些检查在第 3 章中有详细介绍。

功能检查是指在开始正畸治疗前，评估患者动态及静态两种情况下的颞下颌关节功能和咬合功能。

还是以之前提到的关节弹响的病人为例，首先明确其关节弹响是否由病理性疾病导致。病理学变化反映病情发展过程以及严重程度。当询问患者关节弹响症状时，如果除了轻微弹响之外，没有关节区疼痛以及明显的下颌运动受限和张口受限等问题，那么观察是最实际而安全的治疗方式。但如果出现关节区疼痛、关节侧方运动受限或者张口受限、关节绞锁等症状，则需要考虑进行关节制动或者进行进一步的放射检查。诊断评估在本书的其他章节有详细阐述。

口外检查主要是观察面部对称性，面部不对称暗示存在功能性咬合移位或者骨骼的不对称性。如果患者有头痛、关节紧张感或者紧咬牙等主诉，简单的咀嚼肌触诊可以激发阳性反应，可以帮助医生制订出更佳的治疗方案。

口内检查包括软组织和硬组织的检查。咬合、牙齿切缘形态及扇形的舌侧边界的，检查结果可以提示患者存在磨牙症或者紧咬牙等可能引起 TMD 的行为，有助于了解正畸和 TMD 的关系。尽管咬合不是 TMD 的主要致病因素，但是检查咬合对正畸治疗是有益的。

咬合的检查应包括动态和静态两部分。TMD 病因多样，目前的研究表明咬合不是 TMD 的直接致病因素，换言之，髁突在关节窝中的位置不是导致 TMD 的直接因素。基本的静态咬合包括深覆𬌗、开𬌗、反𬌗等与下颌功能性移位相关的咬合检查。动态咬合需要检查前伸和侧方运动中是否有干扰，并查明在侧方运动和开口时下颌运动是否受限。

为什么这些检查如此重要？因为正畸患者的初始情况有助于疗效评估，尤其是在治疗可能改变上下颌骨关系的时候。谨记，正畸治疗不仅是创造美观的微笑，还应该获得稳定有效的口𬌗系统。不进行基本检查并记录所有阳性结果以及阴性结果是不符合诊疗规范的。

为什么做这些检查？之前列举的病例存在的关节弹响症状就提示可能存在关节问题。接诊医生的职责是在病人告知其症状之后，首先通过检查明确症状是否真实存在。如果真实存在，就需要了解其严重程度，再下来就是需要寻找病因。正如前面章节所言，大部分 TMD 患者的关节症状都是特发性的，治疗多是对症治疗和缓解症状。要明确这些症状会导致哪些临床表现。最后，接诊医生才能决定是观察还是治疗或者转诊，如果一名医生不打算对接诊的 TMD 病人进行治疗，也应该记录相关信息以利于转诊，这些步骤构成了标准诊疗流程。再次强调，那些没有记录在案的检查结果不会被默认为阴性结果未被记录，只会被认为是医生没有进行该项检查。

10.3.3　放射检查以及口内外彩照检查

正畸相关的常规图像包括全景片、侧位片、口内彩照、口外彩照。当患者存在关节问题，全景片可以清楚观察到髁突以及关节窝的不对称性以及异常的形态。一名训练有素的牙科医生可以准确地辨别颅面结构形态和大小的异常，可以分辨出"正常范围"以及"异常改变"。我们的首要工作是明确患者存在的问题并合理转诊而不是直接做出诊断并进行治疗。这也是诊疗规范的一个环节。

如果一患者无关节症状且全景片未显示关节问题，是否需要进行颅面磁共振成像（MRI）、计算机辅助断层扫描（CAT）或锥形束计算机断层摄影（CBCT）等检查进一步排除关节问题呢？如果患者存在 TMD 或者关节问题，这些辅助的检查可能会使临床检查结果更全面细致。但是，对于没有关节症状或者轻中度关节病患者（没有关节区不适、关节区疼痛、下颌运动受限和其他功能障碍），这些检查不需要常规进行。

10.4　诊断需要考虑的问题

全面检查后依据问题列表做出正确诊断。问题列表应包括骨骼、功能、牙齿、美观四方面的问题。

仍以之前列举的病人为例：患者上前牙排列不齐，双侧磨牙及尖牙轻度远中关系（2～3 mm），下前牙轻度拥挤（3 mm），下颌稍后缩，左侧颞下颌关节间歇性开口初闭口末弹响，无关节绞锁，开口及侧方运动无受限，无关节区疼痛及运动不良。你的治疗计划是什么？你可以为正畸治疗和颞下颌关节诊断制订不同的策略吗？如果患者出现功能性异常，你的治疗策略是否随之改变呢？

患者若不存在关节症状，医生一般会选择通过一系列可行的方法远中移动上后牙，但是这种方法因不能解决下颌后缩的问题而备受争议。也有的医生仅通过排齐整平上下前牙达到前牙的美观，后牙仍保持轻度的远中关系。轻度的覆盖不是患者关注的主要问题，有的患者甚至意识不到这个问题的存在，他们往往更关注下牙拥挤以及上前牙不整齐。上述治疗可以解决下颌后缩以外的其他问题。还有医生会选择通过Ⅱ类牵引解决覆盖。通过牙槽骨改建、下颌再定位、下颌骨生长或者综合以上几种方式可以实现下颌前移。但是关节弹响怎么处理呢？如果患者无关节区疼痛或者无下颌运动障碍，可以直接进行正畸治疗并在治疗过程中密切关注关节弹响的情况。但如果患者出现关节区疼痛、运动受限或关节绞锁症状就另当别论了。

10.5 知情同意

必须要获得患者的知情同意。知情同意的方式因地而异。在美国，有些州要求接诊医生告知患者所有信息，而有些州则是仅要求告之患者那些有利于其对治疗作出决断的信息。无论以何种方式，患者必须能够明确了解到自己的问题及对应的治疗方法，并在了解各种治疗方法的利弊、局限和权衡利弊后选择最适治疗方案。与选定的治疗方案相关的后续治疗、预后情况也应该向患者说明。只有在解答完患者所有的疑问后，医生才能采取患者同意的方案进行治疗。接下来将细致阐述每个环节的要点：

因为语言交流或者理解障碍引起的沟通不畅会使知情同意流于形式，不能以牙科专业术语替代基础英语或者患者的母语。

有些特定情况下有最优治疗方案，但通常的情况是，往往会有几种方法可以用来解决同一问题。此时，需要告知患者所有的可选方案以及每种方案的预后、风险和局限性。

医生需要告知患者治疗的必要性，预后以及放弃治疗的后果，患者有权利提出问题并得到解释。此外，还要向患者说明疗程、进度问题以及费用等与知情同意相关的问题。

治疗结束后的后续处理也需和患者说明，许多患者表示治疗前不知道治疗后还有一些后续的治疗以及费用，如果他们知道还有后续治疗费用，当时可能就会选择其他治疗方案。常见的两种正畸治疗后的后续处理包括正畸后修复以及终身佩戴保持器。

回顾一下之前的病例：患者前牙不整齐导致微笑时不美观，轻微的前牙覆盖（有些患者会将覆盖误认为是深覆𬌗），下前牙轻度拥挤，构成左右两侧关节的组织的相对位置关系使患者张闭口时发生弹响，但下颌侧方运动与张闭口运动时正常。

需告知患者有三种方式解决她所存在的问题。第一种方法：远移上前牙纠正覆盖，这种方法可能会使上唇形态以及侧貌变得糟糕。第二种方法：不纠正前牙覆盖，仅排齐上下前牙（扩弓过程中可能出现牙周损伤，这点需要与患者说明）。第三种方法：通过颌间弹力牵引纠正覆盖，但这种方法有使关节弹响恶化的可能性。医生根据经验提供建议，病人作出决策。

这名患者只偶尔发生弹响症状，因此建议患者在治疗中需密切观察，一旦关节症状加重，医生结合临床操作过程以及患者反应，及时采取恰当的应对措施。大部分的文献认为正畸治疗并不会导致 TMD。

如果患者存在关节区疼痛、弹响以及运动受限等关节病症状，表明患者关节存在一定问题，在这些症状完全解决前不适合开展正畸治疗。这类患者需要进行妥善的关节治疗，如果医生本身具有治疗此类疾病的能力则可以进行治疗，反之，需要转诊给更有能力治疗这类问题的其他医生，关节病得到控制之时就是正畸治疗开始之日。这与伴有活动期牙周病的错𬌗畸形患者治疗程序相似，牙周情况稳定后方能开始正畸治疗。除此之外的其他问题在治疗前也都需要与患者交代清楚。

假设患者在正畸治疗过程中关节症状加重该如何处理？ TMD 可以在任何时候发生于任何病人。最近的一篇系统回顾（仅纳入采用 RDC/TMD 诊断标准的研究），结果表明普通人群中关节盘异位的发病率多达 16%，咀嚼肌疼痛发病率多达 13%，关节区疼痛发病率多达 9%[3]。只有 3.6% ~ 7% 的患者需要进行关节病的治疗[4]。这类患者常见于中青年人，小孩和老人少见。女性 TMD 的患病率是男性的两倍[4]。基于以上数据，普通正畸病人很有可能发生关节症状。不幸的是，正畸治疗常被误认为是引起关节病的罪魁祸首。医生必须告诫患者，尤其是那些和上述病例情况类似者，正畸治疗过程中很有可能发生 TMD。特别注意，TMD 不是由正畸治疗引起的。如之前强调的，正畸治疗并不会引起 TMD。需要让患者知道，正畸加力会引起关节和肌肉的不适，尤其是在骨骼肌肉系统未适应之前，正畸加力可能会引发一系列的 TMD 症状。越来越多的临床研究和文献回顾表明社会 – 心理因素是 TMD 的一个重要病因，医生需要对患者进行心理疏导和提醒。正畸治疗中可能会出现关节症状但并不影响继续治疗是众所周知的，这一点也是知情同意的重要内容。

知情同意可以采取多种方式进行，例如向患者播放视频、发放传单或使用其他患者教育工具。有的医生选择传统的口头交代的方式，这种方式可取，但必须以书面形式记录下交谈的内容以及要求患者签署知情同意书。知情同意书的格式有很多种可供选择。

与患者交流的除了医生以外，也可以是治疗的协调人和助手等。医生最根本的责任是向患者传达信息并完整记录交谈内容。

10.6　如何确定转诊医生？

由于 TMD 病因多样且治疗复杂，该疾病已经从一种单纯的颅面 / 牙齿问题转变成一类基于医学的心理 – 社会性疾病模式。这一疾病模式综合了生理、临床和行为学因素，这些因素参与疾病的发生、诊断、治疗和保持，并有望缓解和解决目前的临床问题。无论是因为初诊医生缺乏诊疗患者的 SKEE 能力还是疾病本身需要多学科联合治疗而进行的转诊活动，风险管理的关键都是确保初诊医生不需要对一次不经意的转诊负法律责任。

当接受转诊的医生不具备治疗患者的 SKEE 能力时，会造成不当转诊，这与接受转诊的医生的能力密切相关，医生自认为具有诊断和治疗 TMD 的能力并非评价其能够接受转诊患者的标准。不当的转诊也可能是由于接诊医生的一些原因，不能对患者进行治疗。初诊医生在明知接受转诊的医生不具备治疗患者的能力时仍将患者转出是需要负法律责任的。

关节病患者的转诊和其他疾病的转诊一样。换句话说，初诊医生可以直接或间接地了解接受转诊的医生的从业能力，但可能不了解一些可能引起接诊医生治疗不当的次要原因。接受转诊的医生与初诊医生的私交（如亲戚、同学、高尔夫球友、教堂同伴等关系）不是考虑转诊的因素。大部分国家和地区在 TMD 和颅面疼痛领域的治疗上没有达成共识，所以初诊医生在转诊时最好遵循同一标准。再次强调，转诊是病人管理的一部分，病人管理也是治疗的一种形式，任何形式的治疗都需要记录在案。

10.7 病案管理

临床病案管理是每一名医疗行业从业者都需要进行的。许多医生不了解牙科医疗记录的范围。医疗记录包括所有与患者护理和治疗相关的各种交流信息，如收费形式、财务记录、委托书、日程安排、各种形式的正式信件、与患者和所有第三方的往来信件、诊断相关的资料以及病历档案。准确及时地记录医生采取的治疗措施有两大原因：一方面这些记录是诊断和制订治疗计划的依据，另一方面这些资料确保了病人治疗的延续性。

从临床角度出发，临床病历记录包括医生评估患者情况后作出的诊断和治疗计划、知情同意、每一步治疗的依据、转诊记录、与合作的医生的交流以及今后将采取的治疗措施；从病人管理的角度出发，所有与患者的交流、有关的第三方、第三付费方都是牙科记录的一部分。此外，病人的牙科治疗记录可为继续教育、科学研究、工资评估、质量控制、工作效率和收费等管理功能提供资料。

牙科记录需要准确地反映医生采取的治疗措施，实施治疗的医生需要具有解决患者问题的能力，治疗前需要将病史收集整齐，以保证资料的真实性。为了使资料看上去真实可信，很重要的一点是使所有的医疗档案都采取这种形式，以防篡改。所有记录必须真实可信，经得起推敲。

结论

本章开头通过一个病例讨论了医患交流过程中可能出现的风险管理问题。现代社会中，从业者必须对风险管理的过程和方法持谨慎态度，需严格按照诊疗规范治疗正畸患者，尤其是那些治疗前已经存在关节症状的正畸患者。最重要的是，坚持良好的风险管理行为，有助于形成良好医患关系，尽量减少医疗事故发生的可能性。

注意事项

1. 正畸检查要包含对 TMJ 及周围解剖结构的检查。

2. 书面形式记录阴性检查结果和记录阳性结果一样重要。

3. 医学记录要清楚、全面和及时。

4. 正畸与 TMD 无关。但仍有许多患者和全科医生认为正畸是治疗过程中或者治疗结束后产生关节症状的原因。

   - 对患者与其他从业人员进行教育。

   - 对患者进行观察，尤其是治疗前已经出现 TMD 症状者，无论是否伴发关节区疼痛和下颌运动受限，都要特别关注。

5. 不能处理关节病的正畸医生需要将患者转诊至专业的医生处，接诊医生除了具备 SKEE 技能外，最好能额外接受颅面疼痛治疗的培训。

参考文献

[1] Manfredini D, Bucci M B, Montagna F, et al. Temporomandibular disorders assessment: medicolegal considerations in the evidence-based era[J]. J Oral Rehabil, 2011, 38(2):101 - 119.

[2] Reid K I, Greene C S. Diagnosis and treatment of tem- poromandibular disorders: an ethical analysis of cur- rent practices[J]. J Oral Rehabil, 2013, 40(7):546 - 561.

[3] Manfredini D, Guarda-Nardini L, Winocur E, et al. Research diagnostic criteria for temporomandibular disorders: review, criteria, examination and specifications critique[J]. J Craniomandib Disord, 1992, 112:453 - 462.

[4] American Academy of Orofacial Pain. Diagnosis and management of TMDs[M]// De Leeuw R, Klasser GD. Orofacial pain: guidelines for assessment, diag- nosis, and management. 5th ed. Chicago: Quintessence, 2013: 130.

索引

A

Alloplastic joint replacement，关节置换术，126，140，142

American Academy of Orofacial Pain (AAOP)，美国颌面部疼痛学会，47

American Dental Association (ADA)，美国牙科协会，47，49，55

Arthrosis deformans，变形性关节病，128

Articulators in orthodontics，正畸用殆架

    bite registrations，咬合记录，113

    condyle，髁状突，116

    CR discrepancies，髁突位置不调，112

    CT/CBCT，多层计算机断层扫描（CT）或锥形束CT（CBCT），114

    detection，检查，113

    gnathologic bite registrations，咬合力记录，113

    ideal CR position，理想的CR位，112

    limitations and errors，局限和错误，114

    mandibular movements，下颌运动，112

    mechanical dental-based model，机械的牙科模式，112

    mountings，上殆架，112

    MRI data，核磁共振数据，113

    occlusal relationships，咬合关系，112

    reduction，复位，115

    TMD diagnosis and management，颞下颌关节紊乱病的诊断和治疗，112

    types，类型，112

Attention defi cit hyperactivity disorder (ADHD)，注意缺陷障碍，82

Awake clenching，觉醒磨牙，88

B

BDD. See Body dysmorphic disorder (BDD)，躯体畸形障碍

Bilateral sagittal split osteotomy (BSSO)，下颌骨双侧矢状劈开术，128～129，162，165

Biopsychosocial disorder，生理－心理－社会障碍

    adaptive capability/resilience，适应和恢复能力，72

    BDD，躯体畸形障碍，64

    behavioral complications，并发行为学障碍，62

    chronicity，慢性，65

    construction，构成，63

    differential diagnosis，鉴别诊断

        anxiety disorder，焦虑障碍，64

        characteristics, axis Ⅰ and Ⅱ，轴Ⅰ和轴Ⅱ的特点，65～66

        etiologies，病因学，65

        malocclusion，错殆，66

        parafunctional behaviors，功能异常行为，66～68

        TMJ disc disorder，颞下颌关节盘疾病，65

        traits，特征，68～69

graded chronic pain scale, 慢性疼痛量表, 70

hypervigilance, 过度警觉, 72

instruments, patient assessment, 器械, 病人评价, 64, 70

oral parafunctional behaviors, 口腔功能异常, 72～73

Orthodontic, 正畸学

    consultation, 会诊, 62～65

    treatment plan, 治疗计划, 70

PHQ, 患者健康问卷, 70

prevalence, 患病率, 62

research diagnostic criteria, 研究用诊断标准, 64

screening, 筛查, 70

skeletal malocclusions, 骨性错𬌗, 64

symptoms, 症状, 63

TMD treatment, 颞下颌关节紊乱病治疗

    anxiety disorder, 焦虑障碍, 71

    behavioral therapy, 行为疗法, 71～72

    control, oral parafunctional behaviors, 对照, 口腔功能异常, 71

    jaw muscle function, 下颌肌肉功能, 71

    muscle pain, 肌肉疼痛, 71

    patient education, 病人宣教, 71

    physical diagnosis, 物理诊断, 70

    symptoms, 症状, 69～70

Body dysmorphic disorder (BDD), 躯体畸形障碍, 64

BSSO. See Bilateral sagittal split osteotomy (BSSO), 下颌骨双侧矢状劈开术

C

CBT. See Cognitive behavioral therapy (CBT), 认知行为治疗

Centric relation (CR), 正中关系

    dilemma, 困境, 109～110

    occlusion, 咬合, 3

Clinical examination, orthodontics, 临床检查, 正畸

    dental history, 牙科病史, 171

    diagnostic evaluations, 诊断评价, 173

    documentation, 记录, 171

    extra and intra oral, 口内、口外, 172

    hard and soft tissues, 软硬组织, 172

    lateral excursion, 侧方运动, 172

    malocclusion, 错𬌗, 171

Clinical examination, orthodontics (cont.), 临床检查, 正畸

    pathology, 病理学, 172

    psychological factors, 心理因素, 171

    radiographic examination, 放射检查, 173

    risk management, 风险管理, 171

    stomatognathic system, 口颌系统, 172

    TMD, 颞下颌关节紊乱病, 172

Cognitive behavioral therapy (CBT), 认知行为治疗, 70, 92, 152, 155, 156

Cone beam computed tomography (CBCT) imaging, 计算机 X 线体层摄影术

    condylar resorption, 髁突吸收, 129

    conventional radiographs, 常规成像技术, 116

    and MRI, 核磁共振成像, 136

    and OPG, 曲面断层片, 133

    osteophyte, 骨赘, 136

    and TMJ, 颞下颌关节, 129～131

Continuous passive motion (CPM) theory, 连续被动运动学说, 140

Continuous positive airway pressure (CPAP), 持续气道正压通气, 89

Costen's syndrome, Costen 综合征, 106

CR. See Centric relation (CR), 正中关系

D

Dental 牙列

    compensating curve, 补偿曲线, 5

    overbite, 覆𬌗, 5

    overjet, 覆盖, 6

    plane of occlusion, 𬌗平面, 5

Digastric muscle, 二腹肌, 11

E

Emotional stress, TMD, 精神压力, 27

Estrogen receptors, 雌激素受体, 127

Etiology of TMDs, 颞下颌关节紊乱病的病因

    deep pain, 深部疼痛, 27

    emotional stress, 精神压力, 27

    mid-1980s and 1990s, 20 世纪 80 年代中期和 90 年代, 25

    occlusal condition, 咬合关系

        acute change, 突然变化, 25

        maintainence, 维护, 25

        orthopedic instability, 关节不稳定, 25

        relationship, 关系, 25

    parafunctional activities, 副功能活动, 27～28

    trauma, 创伤, 26

F

Fibrocartilage, 纤维软骨, 16, 19, 129

G

Gastroesophageal reflux, 胃食管反流, 82, 86, 90, 92

H

Headache，头痛

    complaints，主诉，82，171

    migraine，偏头痛，89

    pain，疼痛，30

    prevalence，患病率，89

    SB，夜磨牙，89

    temporal，太阳穴的，31

    TMD patients，颞下颌关节紊乱病患者，47

Human masticatory system，人类咀嚼系统

    anatomy (see Masticatory system anatomy)，解剖（见咀嚼系统解剖）

    occlusal (see Occlusal trauma)，咬合的（见咬合创伤）

    orthodontic treatment，正畸治疗，7

    and TMJ (see Temporomandibular joint (TMJ)，颞下颌关节

I

Idiopathic/progressive condylar resorption(ICR/PCR) 特发性／渐进性髁突吸收

    autoimmune and collagen diseases，自身免疫性疾病和胶原性疾病，133

    beta-estradiol，β-雌二醇，126，133

    cephalometry，头影测量法，133，142

    Class II open bite，II 类开𬌗，127

    degenerative joint disease，退行性关节病，127

    facial deformity，面部畸形，137

    facial trauma，面部外伤，127，133

    intermaxillary correction，颌间矫正，126

    lacunae，陷窝，128

    lateral cephalometry，侧面头影测量，143～145

    malocclusions，错𬌗，132

    molar extractions，磨牙拔除，133

    onset, menses，月经初潮，127

    orthognathic surgery，正颌外科学，128

    osteophyte，骨赘，137～139

    postorthognathic surgery，正颌术后，137～139

    radioisotope diagnosis，放射性同位素诊断，135～136

    rheumatoid disease，类风湿病，133

    right and left occlusion，左右咬合，142～145

    skeletal relapse，骨骼复位，142

    soft tissue and musculature，软组织和肌肉组织，137

    surgical mandibular advancement，手术下颌前移，127

Informed consent, orthodontics，知情同意，正畸

    decision-making process，决策过程，174

    dentalese，牙痛，175

    patient management，病人管理，176

    periodontal disease，牙周病，175

post treatment prosthetics, 治疗后修复, 175

psychosocial factors, 心理因素, 176

therapeutic intervention, 治疗干预, 175～176

TMD, 颞下颌关节紊乱病, 175

treatment plans, 治疗计划, 174

L

Lateral pterygoid muscle, 翼外肌, 10～11

LeFort I osteotomy, LeFort I 型截骨术, 128, 142

M

Magnetic resonance imaging (MRI), 核磁共振成像

arthrography, 关节造影, 109

and CBCT, 计算机 X 线体层摄影术, 135

soft tissue imaging, 软组织成像, 116

and TMJ, 颞下颌关节, 110

Mandibular movements, 下颌运动

anterior guidance, 前导, 5

articulators in orthodontics, 正畸治疗中殆架的运用, 112

canine guidance, 尖牙引导, 5

condylar, 髁突

angulation, 角度, 5

guidance, 引导, 5

inclination, 斜度, 5

disclusion, 咬合分离, 4

hinge axis, 铰链轴, 4

hinge movement, 铰链运动, 4

incisal guidance, 切牙引导, 5

lateral excursion, 侧方运动, 5

nonworking side, 非工作侧, 5

protrusion, 下颌前伸, 4

retrusion, 下颌后退, 4

translatory movement, 平移运动, 4

working side, 工作侧, 5

Mandibular retrognathia, 下颌后缩, 126, 128, 142, 162

Masseter muscle, 咬肌

deep fibers, 深部, 8

hypertrophy, 肥大, 88

mandible and ipsilateral deviation, 下颌偏斜与身体偏斜, 7

medial fibers, 中间纤维, 8

sensory and motor innervation supply, 感觉与运动神经支配, 8

skeletal muscles, 骨骼肌, 8

Masticatory muscle disorders, 咀嚼肌紊乱

bruxing and clenching activities, 磨牙与紧咬牙, 27

chronic, 慢性的, 30

etiology，病因，30

local muscle soreness，局限性肌痛，30

myofascial pain，肌筋膜痛，31

occipital belly，枕额肌腹部，31，32

overuse and fatigue，过度使用与疲劳，29

report，functional activities，报告、功能活动，30

sternocleidomastoideus，胸锁乳突肌，33

symptoms，症状，29

trapezius muscle refer pain，斜方肌相关疼痛，31，34

treatment，治疗，30

types，分类，30

Masticatory system anatomy，咀嚼肌系统的解剖

　　Characteristics，特征

　　　　chewing stroke，咀嚼运动，12

　　　　CPG（central pattern generator），中枢模式发生器，13

　　　　fascicles，肌束，12

　　　　midbrain，中脑，12

　　　　musculotendinous anchorage，肌肉附着处，12

　　　　neuromuscular，神经肌肉的，12

　　craniofacial anomalies，颅颌面异常，7

　　developmental breakdowns，发育障碍，7

　　embryological origin，胚胎起源，7

　　muscles，肌肉，7 - 12

　　and TMJ，以及颞下颌关节，7

Medial pteryoid/internal pterygoid muscle，翼内肌，9

Medico-legal implications，ICR/PCR，医疗法律问题，ICR/PCR

　　CBCT，锥形束CT，146

　　cephalometric x-rays，X线头影测量，146

　　decision-making process，治疗计划确定阶段，146

　　informed consent，知情同意，145

　　OPG（orthopantogram），曲面断层片，146

　　orthodontic treatment，正畸治疗，145

　　severe malocclusions，严重错𬌗畸形，145

　　TMJ pain，颞下颌关节疼痛，145

MRI. See Magnetic resonance imaging（MRI），MRI. 见核磁共振成像（MRI）

Muscles of mastication，咀嚼肌

　　digastric，二腹肌，11

　　lateral pterygoid，翼外肌，10 ～ 11

　　masseter，咬肌，7 ～ 8

　　medial pteryoid/internal pterygoid，翼内肌，9

　　temporalis，颞肌，8 ～ 9

Muscular contact position（MCP），肌接触位，4

N

Non-rapid eye movement (NREM)，非快速动眼运动 (NREM)，82～83

Non-steroidal anti-infl ammatory drugs (NSAIDs) 非甾体抗炎药 (NSAIDs)，155

O

Obstructive sleep apnea (OSA)，阻塞性睡眠呼吸障碍 (OSA)

 and CPAP (continuous positive airway pressure)，持续气道正压通气，142

 maxillary occlusal splint，上颌𬌗垫，93

 and SDB (Sleep disordered breathing)，睡眠障碍性呼吸，89～90

Occlusal orthotic splints，矫治性𬌗垫，136

Occlusal trauma，𬌗创伤

 Angle's Class Ⅰ，Ⅱ and Ⅲ malocclusion，安氏Ⅰ类、Ⅱ类及Ⅲ类错𬌗畸形，6

 Angle's normal occlusion，安氏正常𬌗，6

 balanced occlusion，平衡𬌗，6

 canine protected occlusion，尖牙保护𬌗，6

 CR，正中关系，3

 dental，牙列，5～6

 group function occlusion，组牙功能𬌗，6

 habitual，习惯性的，3

 interocclusal distance，𬌗间距离，4

 malocclusion，错𬌗畸形，3

 mandibular movement，下颌运动 4～5

 MCP，肌接触位，4

 mutually protected occlusion，相互保护𬌗，6

 nonphysiologic，非生理性的，3

 physiologic，生理性的，3

 postural rest position，息止𬌗位，4

 rest vertical dimension，息止𬌗位时的垂直距离，4

 retruded contact position，后退接触位，3

 theoretical concept，理论性概念，3

 therapeutics，疗法，4

 TMD，颞下颌关节紊乱病，1

 vertical dimension，垂直距离，4

OPG. See Orthopantogram (OPG) OPG.，见曲面断层片 (OPG)

Oral contraceptive pills (OCPs)，口服避孕药，141

Orthodontic practice，正畸治疗操作

 biopsychosocial model，生物－心理－社会模式，152

 chronicity，慢性，152

 clinical examination，临床检查，171～173

 comorbid pain conditions，合并疼痛的情况，152

 diagnostic considerations，诊断考虑，173～174

 duty of care，护理义务，170～171

 early and acute stages，早期与急性阶段，152

 home care instructions，家庭护理指导，154～155

informed consent，知情同意，174～176

medicolegal considerations，法律评价，170

Orthodontic practice(*cont.*)，正畸实践

multifactorial etiology，病因复杂，176

muscle pain，肌肉疼痛，39

musculoskeletal pain，肌肉骨骼疼痛，154

negligent referral liability，转诊不当，176

oral appliances (splints)，口腔矫治器（殆垫），155～156

orofacial pain，口颌面痛，176

pain and dysfunction，疼痛与功能障碍，152

patient self-directed care，患者自我护理指导，153～154

psychosocial model，心理模型，170，176

records management，病案管理，177

risk management，风险管理，170，177

scissor jaw exercises，"剪下巴"练习，154

standard of care，规范诊疗，170

stress and tension，压力与紧张，155

therapeutic attention，治疗注意事项，152

TMD treatment，颞下颌关节病治疗，152

Orthodontics and TMDs，正畸治疗与颞下颌关节病

articulators (see Articulators in orthodontics)，殆架（见正畸治疗中殆架运用章）

causes，病因，106

Costen's syndrome，Costen 综合征，106

CR dilemma，关于正中关系的争论，109～110

crepitus，摩擦音，115

developments，发展演变，106～107

diagnosis，诊断，115

etiologies，病因，107

evidence-based perspective，循证医学角度，106

gnathologic-prosthodontic objectives，修复治疗中的殆学目标，107

informed consent，知情同意，117

internal derangement，内部紊乱，114～116

masticatory muscle disorders，咀嚼肌紊乱，108

musculoskeletal and neuromuscular conditions，肌骨与神经肌肉条件，108

occlusion，咬合

and condyle position (CR)，髁突位置（CR），107

functional，功能的，110～111

and malocclusion，错殆畸形，108～109

recapturing discs，关节盘复位，115～116

symptoms，症状，106

TMJ，颞下颌关节

CT and CBCT scans，CT 与 CBCT 检查，116

diagnosis，诊断，116

disorders，紊乱，107

sounds，关节杂音，114～115

standard radiographs，标准 X 线片，116

treatments，治疗，106～107

Orthognathic surgery，正颌手术

arthrosis deformans，变形性关节病，128

bone plate，钛板，164

BSSO，下颌骨双侧矢状劈开术（BSSO），128，162～166

CBCT，锥体束CT，114

cephalometry，头影测量，129～130

Class Ⅰ occlusion，Ⅰ类错𬌗畸形，137

Class Ⅱ open bite malocclusion，Ⅱ类错𬌗畸形伴开𬌗，127

condylar positioning technique，髁突定位技术，164

condylar resorption，髁突吸收，162

condylotomy，髁突切断术，164

dysfunctional remodeling，关节功能失调性重构，128

facial trauma，颌面外伤，127

genioplasty，颏成形术，129～131

ICR/PCR，特发性/渐进性髁突吸收，131

internal derangements，内紊乱，162

malocclusion，错𬌗畸形，164

mandibular，下颌

advancement，下颌前移，164

retrognathia，下颌后缩，128

maxillofacial surgeons，颌面外科医师，162

persistent locking，持续性绞锁，166

ramus osteotomy，下颌升支垂直截骨术，165

resorptive process，吸收过程，136

retrodiscal tissues，盘后组织，166

rigid fixation，刚性固定，163

skeletal deformities，骨性畸形，165

subcondylar fractures，髁突下骨折，164

TJR（Total joint replacement），全关节置换，139

TMJs，颞下颌关节，128

Orthopantogram（OPG），曲面断层片（OPG），133，146

OSA. See Obstructive sleep apnea（OSA），OSA. 见阻塞性睡眠呼吸暂停（OSA）

P

Parafunctional activities，副功能活动

bruxism and clenching，磨牙症与紧咬牙，25

diurnal，日间的，67

etiologic factors，病因，25～29

and jaw function，下颌功能，153

and mastication，咀嚼，10

Parafunctional behaviors，功能异常的行为

and clinical structural，临床结构，70

control，控制，70

daytime oral，日间口腔功能，67

    dentition and masticatory system，牙列与咀嚼系统，67

    disc displacement，关节盘移位，67

    diurnal，每日的，67

    high trait anxiety，严重特质性焦虑患者，66

    malocclusion，错𬌗畸形，66，67

    mental states，心理状态，67

    occlusal adjustment，咬合调整，67

    oral，口内的，72～73

    posttreatment retention phase，治疗后保持阶段，67

    psychosocial factors，心理因素，71

    soft tissue，软组织，66

    stress reactivity，应激反应，67

    teeth-separated，牙齿分离的行为，66

    TMD and orthodontic treatment，TMD 与正畸治疗，67

    tooth-to-tooth，牙齿对牙齿的行为，66

Patient health questionnaire (PHQ)，患者健康问卷（PHQ），70

Progressive condylar resorption. See Idiopathic/progressive condylar resorption (ICR/PCR)

    髁突进行性吸收，见特发性 / 渐进性髁突吸收（ICR/PCR）

Psychological traits，心理特征

    anxiety，焦虑，68～69

    assessment，评估，65，172

    functional disorders，功能障碍，63，69

    hypervigilance hypothesis，过度警觉假说，68

    idiopathic pain syndromes，特发性疼痛综合征，68

    occlusal interference，咬合干扰，67

    orofacial region，口腔颌面部区域，70

    somatosensory amplification，躯体感觉放大，68

    TMD pain and masticatory dysfunction，颞下颌关节疼痛与咀嚼功能紊乱，69

R

Rhythmic masticatory muscle activity，(RMMA) 节律性咀嚼肌活动

    EMG signals，肌电信号，80

    gastroesophageal reflux，胃食管反流，90

    pathophysiology，病理生理学，82～86

    respiratory amplitude preceding，呼吸幅度，86

    SDB，睡眠障碍性呼吸，89

    supine position，仰卧位，86

    swallowing，吞咽，86

S

See Sleep bruxism，(SB) 夜磨牙

Screening orthodontic patients，TMD，挑选正畸患者，TMD

    ADA，美国牙科协会，46

    crepitus，捻发音，53

    dento-alveolar problems，牙 - 牙槽骨问题，52

  musculoskeletal pain disorders，肌肉骨骼疼痛紊乱综合征，54

  occlusal dysharmonies，咬合不调，54

  orofacial pain symptoms，口颌面疼痛症状，46

  protocols，准则，49～51

  reciprocal click，周期性弹响，53

  requiring treatment，需要治疗，52

  symptoms，症状

    AAOP，美国颌面疼痛委员会，47

    adjunctive tests，辅助检查，48

    hronic pelvic pain，慢性盆腔痛，48

    dysfunction，功能障碍，55

    management，管理，49

    non-musculoskeletal sources，非肌肉骨骼来源，47

    orofacial pain，口颌面疼痛，55

  treatment 治疗，54～57

Sleep bruxism（SB），夜磨牙

  airway patency，气道开放，86

  ambulatory monitoring，动态监测，91

  awake clenching，觉醒磨牙，89

  catecholamines and neurochemistry，儿茶酚胺类药物与神经化学，84

  classification，分类，80

  clinical assessment，临床评估，90～91

  comorbidities，合并症，82

  definition，定义，80

  dental occlusion，咬合，85

  diagnostic grading system，诊断分级系统，81

  effect，orthodontic treatment，正畸疗效，93

  epidemiology，流行病学，81

  gastroesophageal reflux，胃食管反流，90

  genetic/familial predisposition，遗传／家族易感，85

  headache，头痛，89

  jaw motor activity，下颌运动，86

  jaw muscle symptoms，咀嚼肌症状，87～88

  management，管理，91～93

  muscle hypertrophy，肌肉肥大，88

  NREM/REM sleep stages，非快速眼动／快速眼动睡眠阶段，82～83

  PSG audio-video recording，PSG 音频－视频记录，91

  risk factors，危险因素，82

  RMMA，rhythmic masticatory muscle activity，周期性咀嚼肌活动，83～84

  salivary flow，唾液流量，86

  SDB，睡眠障碍性呼吸，89

  stress and psychosocial influences，压力和心理因素，84～85

  tooth grinding reports，牙齿摩擦音，87

  tooth wear，牙齿磨耗，87

Sleep disordered breathing(SDB)，睡眠障碍性呼吸，82，89

Surgical management，手术治疗

anteromedial disc displacement，关节盘前内向移位，160

arthrocentesis，关节穿刺术，161

arthroscopic surgery，关节镜手术，160,161

discoplasty，关节盘成形术，160,161

jaw-stretching exercises，下颌拉伸练习，160

medical management，药物治疗，160

retrodiscal tissue，关节后区组织，160，161

T

Temporalis muscle，颞肌，8～9

Temporomandibular disorders(TMDs)，颞下颌关节紊乱症，1，7，9，10，46～56

classification，分类

masticatory muscle disorders，咀嚼肌功能紊乱症，29～37

TM joint disorders，颞下颌关节紊乱症，37～39

etiology(see Etiology of TMDs)，病因（见 TMDs 病因）

musculoskeletal conditions，肌肉骨骼状况，24

origin，正畸起因，24

pain，疼痛，24，29

symptoms，症状，24

treatment，治疗，24

Temporomandibular joint (TMJ) disorders，颞下颌关节紊乱症

anatomical and functional，解剖与功能，13

bilateral disc displacement 双侧关节盘移位，129

biomechanical principles，生物力学原理，18～19

bilateral sagittal split osteotomies，双侧矢状劈开截骨术，130

center of rotation，旋转中心，13

centric relation，正中关系，16

cephalometry，头影测量，130，134

Class Ⅱ malocclusions，Ⅱ类磨牙关系，129

condyle begins，髁突起始，16

continuum, intracapsular conditions，持续变化，囊内结构，37～38

CT and CBCT scans，CT 与 CBCT 检查，116

diagnosis，诊断，65，116

diseases and disorders，疾病与紊乱，160

functional abnormalities，功能异常，31

glycosaminoglycan，黏多糖，17

genioplasty，颏成形术，130

glenoid，关节窝，16

hinge and gliding movements，铰链运动和滑动，13

internal derangements，内紊乱

abnormalities, structures，异常，结构，31～32

ball-like disc shape，球样关节盘，34

clicking sound，弹响，33

closed lock，闭口绞锁，33

    condyle-disc relationship，盘髁关系，33

    etiology，病因，34～36

    ligamentous attachments，韧带附着，32

Temporomandibular joint (TMJ) disorders (*cont.*) 颞下颌关节紊乱

    pain，疼痛，33

    reciprocal clicking，交互弹响，33

    review，anatomy，解剖回顾，32

    various states，多阶段，38

  narrow bony wall，狭窄的骨壁，16

  non-surgical management，非手术治疗，160

  orthognathic surgery，正颌手术，162～166

  osteoarthritis，骨关节炎，36～37

  postorthodontic treatment，正畸后治疗，134

  prevalence，发病率，31

  sounds，响声，114

  standard radiographs，标准 X 线片，116

  static clenching，牙齿紧咬，13

  surgical management，手术治疗，160～161

  synovial，滑膜的，13

  TJR，全关节置换，139

  viscoelastic behavior，黏弹性，14

Tooth grinding，牙齿磨擦音，87

Tooth wear，牙齿磨耗，87

Total joint replacement (TJR)，全关节置换

  articular end-stage pathology，关节终末期病变，139

  autogenous tissue，自体组织，140

  avascular graft，无血管移植物，139，140

  CPM theory，连续被动运动学说，140

  end-stage disease，终末期疾病，139

  fossa and ramus components，关节窝和下颌升支复合体，140

  long-term outcomes，远期疗效，140

  maxillomandibular fixation，颌间固定，140

  physical rehabilitation，物理康复，140

V

Vascular supply of heads，头部血供，11